专家和您聊

腰椎间盘突出症的治疗与自我保健

陈付强◎主编

清华大学出版社

北 京

图书在版编目（CIP）数据

专家和您聊：腰椎间盘突出症的治疗与自我保健 / 陈付强主编. — 北京：清华大学出版社，2019（2024.3重印）
ISBN 978-7-302-52000-9

Ⅰ.①专… Ⅱ.①陈… Ⅲ.①腰椎－椎间盘突出－诊疗 Ⅳ.①R681.5

中国版本图书馆CIP数据核字（2019）第000219号

责任编辑：肖 军 周婷婷
封面设计：吴 晋
责任校对：刘玉霞
责任印制：曹婉颖

出版发行：清华大学出版社
　　　　　网　　　址：https://www.tup.com.cn, https://www.wqxuetang.com
　　　　　地　　　址：北京清华大学学研大厦A座　邮　　编：100084
　　　　　社 总 机：010-83470000　　　　　邮　　购：010-62786544
　　　　　投稿与读者服务：010-62776969, c-service@tup.tsinghua.edu.cn
　　　　　质量反馈：010-62772015, zhiliang@tup.tsinghua.edu.cn
印 装 者：三河市君旺印务有限公司
经　　销：全国新华书店
开　　本：165mm×235mm　印　张：11　字　　数：178千字
版　　次：2019年6月第1版　　　印　　次：2024 年 3 月第 5 次印刷
定　　价：39.80元

产品编号：079503-01

编 委 名 单

主　编　陈付强

副主编　于　洋　孙明洁　胡　丹

编　委（按姓氏笔画排序）

　　　　　于　洋　王　昕　王　蕊　王学平　王珺楠　付世欧

　　　　　刘慧松　孙明洁　朱晓沛　吴海军　张　皖　李喜海

　　　　　杨文荣　杨晓红　邹建国　陈付强　陈晓彤　陈　静

　　　　　单　杰　孟　静　姜巍伟　胡　丹　谢　平　蔡　坤

目 录

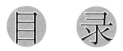

常识篇　深度剖析腰椎间盘突出症

生活行为篇　防治腰椎间盘突出症

饮食调理篇　吃好腰椎间盘突出症

治疗篇 合适的才是最好的

解疑答惑篇　专家门诊连线

常识篇

深度剖析腰椎间盘突出症

    王某，34岁，司机，1个月前因感冒咳嗽后出现右腿疼痛，疼痛沿臀部至大腿外侧及小腿外侧，有时可至足背。至医院就诊，医师判断可能是腰椎间盘突出症，建议查腰椎间盘CT及腰椎MRI。王某心里纳闷儿：腿痛腰不痛，为什么是腰椎间盘突出症呢？自己这么年轻，腰椎间盘咋就突出了呢？腰椎间盘突出症这个病，有什么治疗方法呢？下面，就由我们来解答这些问题吧！

什么是腰椎间盘突出症呢？腰椎间盘突出症的病因和诱因是什么呢？腰椎间盘突出症有哪些类型，又有什么表现呢？怎样知道自己是不是患有腰椎间盘突出症呢？下面，我们来一起深度剖析一下腰椎间盘突出症。

浅识腰椎间盘突出症

腰椎间盘突出症（简称腰突）是生活中常见的疾患之一，主要是腰椎间盘各部分（髓核、纤维环及软骨板），尤其是髓核，不同程度的退行性改变后，在外力因素的作用下，椎间盘的纤维环破裂，髓核组织从破裂之处突出（或脱出）于椎间盘后方或椎管内（图1、图2），导致相邻脊神经根遭受压迫或刺激，从而产生腰部疼痛，一侧或双侧下肢疼痛、麻木等一系列表现。腰椎间盘突出症以腰4~腰5、腰5~骶1椎间盘发病率最高，占90%以上。

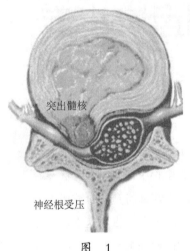

图　1

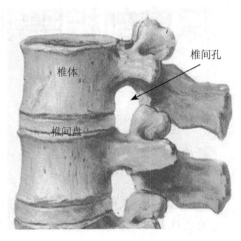

图　2

腰椎间盘突出症发病率高，大部分人一生中都有过腰痛的经历，而在有腰腿痛的成年人中，约1/5的患者是腰椎间盘突出症。由于腰椎间盘组织本身缺乏血液供应，修复能力极差，加之负重大、活动多，一般在18岁以后，椎间盘就开始发生退行性改变，纤维环的韧性及弹性均逐渐减退。此时如遇外伤，特别是积累性劳损，则会引发纤维环破裂。也有不少情况下并无外伤史，而是在着凉或劳累后，肌肉和韧带的紧张性增强，使椎间盘的内压增加，加速已萎缩的纤维环发生破裂。

追根溯源

1. 腰椎的解剖和功能

（1）腰椎椎体形态特点

一般情况下，腰椎横径和矢状径从腰 1~腰 5 逐渐增大，腰 5 的横径和矢状径反而减小。前缘高度腰 1~腰 5 逐渐增大，后缘高度腰 1~腰 3 增大，腰 4~腰 5 减小。女性的腰椎椎体要小于男性的腰椎椎体（图 3、图 4）。

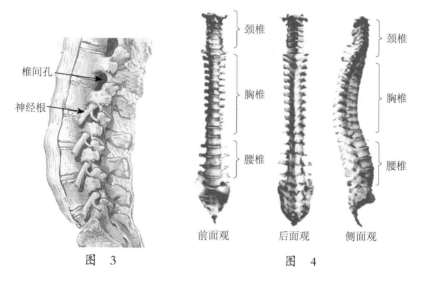

图　3　　　　　　　　　图　4

（2）腰椎椎管

腰椎椎管的前壁是由椎体、椎间盘和后纵韧带构成，后壁是由椎板和黄韧带组成，侧壁是椎弓根，后外侧壁是关节突关节。整个椎管分成两部分，中央部分容纳硬膜囊，又叫中央椎管；而侧方的部分主要是容纳神经根，又叫侧隐窝，也叫侧椎管。腰 1、腰 2 的椎管形态呈圆形，腰 3、腰 4 的椎管形态呈三角形，而腰 5 则呈三叶草形。椎管内的主要组织有硬膜囊、神经根和静脉丛，另外还有位于这些结构之间的疏松结缔组织。

（3）硬膜囊

一般情况下马尾神经在硬膜囊内，它有 7 对神经根，中间是终丝，它并不是真正的神经，而是纤维组织束，终丝可把脊髓末端固定到骶管后壁，由于 7 对神经根垂直向下形成一个束，很像马的尾巴，所以又叫马尾神经。

（4）脊神经根

从脊髓发出的脊神经一共有 31 对，分成颈胸部、腰骶部和尾部。神经根是由前根和后根组成的，后根上有一个大的神经节叫脊神经节，也是后根节，前根和后根组成脊神经根，出椎间孔分为前支、后支，还有交通支，另外还有一个返支进入窦椎神经。椎间盘压迫的神经根往往是前后根已经汇合了，也就是脊神经根的部位，因为前根主要管理运动，而后根主要管理感觉，所以压迫神经根后既可产生感觉障碍也可产生运动障碍。在脊神经根里也有灰、白交通支，是主管内脏运动和内脏感觉的，所以也有一部分腰椎间盘突出症的患者可以出现内脏运动障碍。在硬膜囊和黄韧带之间有一些连接结构，称为硬膜黄韧带连接结构，或者叫硬膜黄韧带，它的生理作用是固定硬膜，但在椎间盘突出症，尤其在做手术时，容易在切除黄韧带的同时把硬膜囊撕裂。神经节是感知疼痛的一个重要结构，神经节中的神经细胞是假单极神经元细胞，也叫假单极神经元，主要是传导感觉的，它有丰富的供血，当受到压迫或刺激以后，它的功能可能发生改变，会产生剧烈的疼痛和麻木。这就是为什么腰椎间盘突出症会出现腿痛的原因。

2. 腰椎间盘

椎间盘是椎体之间的连接结构，正常情况下，椎间盘共 23 个，所有椎间盘的总高度加起来可以占到脊椎全长的 1/4。腰椎间盘有 5 个，腰椎部位的椎间盘突出最常见。椎间盘包括上终板、下终板、纤维环和髓核。上、下终板是椎体和纤维环之间的软骨性终板结构，纤维环在椎间盘的外围，而中间胶冻样的组织是髓核。椎间盘是一种由结缔组织所构成的特殊结构，有两大主要作用：①腰椎的缓冲结构，使重要脏器免受直接冲击；②协助腰部脊柱的同步运动，保护神经组织和横穿脊柱的结构不受冲击。腰椎间盘的缓冲作用和运动保护功能得益于椎间盘的结构，且遵循物理学原理。椎间盘的任何改变，均影响它正常的机械功能或干扰其正常的平衡功能、吸收和再分配其力量到脊柱中去的功能。

（1）腰椎间盘微细结构

1）纤维环:纤维环分三层，分为外层、中层和内层。外层由胶原纤维组成，而内层由纤维软骨带组成。对于纤维环来说，它的前部和中部比较厚，而后部比较薄，所以纤维环的后部容易发生破裂，也就是说椎间盘突出症往往发生在纤维环的后部。纤维环外层的胶原纤维呈交叉排列，相互之间呈120°。三层交叉排列可以使纤维环的胶原纤维排列非常密集，可以均匀地接受外部的压力和应力。

2）髓核：髓核主要是由胶原物质和纤维软骨组成，其中水分占85%~90%，另外还有髓核细胞。髓核的特性是具有可塑性，有将压力均匀扩散分布到椎间盘纤维环的作用，同时它还像滚珠一样起到支点的作用。

3）软骨终板：软骨终板是由软骨细胞组成的，厚度约1毫米，终板上有一些微孔，这些微孔是髓核代谢通路。终板与软骨下骨小梁无胶原连接，容易承受压力，但是在承受张力和剪切应力时容易发生损伤。另外，软骨终板有渗透作用，当软骨终板损伤后，髓核或纤维环可以通过损伤的部位压入椎体形成许莫结节。

（2）椎间盘的神经支配

椎间盘的纤维环外层是有神经支配的，神经来源于窦椎神经；另外，窦椎神经还可以支配后纵韧带、硬膜和外层的纤维环，所以当椎间盘出现病变时会产生疼痛。而对于软骨终板，深部的纤维和髓核是没有神经支配的（图5）。

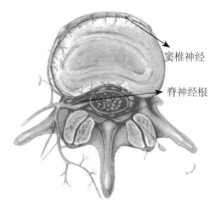

窦椎神经

脊神经根

图　5

（3）椎间盘的功能

功能主要有：保持脊柱高度；维持生理曲度；承受应力；可起到缓冲的作用；联结上下椎体；维持椎间孔的大小。

1）腰椎间盘的生物力学：腰椎间盘是属于黏弹材料，它有蠕变功能，还有松弛和滞后的特性，可以吸收震荡。腰椎间盘还可以减小负载，卸载后变形消失，但如果负荷过大，可发生不可逆变形。由于髓核呈液态团块，像

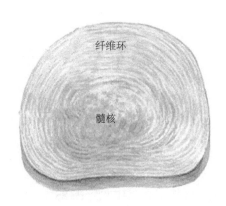

纤维环

髓核

图 6

一个凝胶组织，水分比较多。年龄和负载影响髓核水分的含量，长期受力后水分可以丢失，但一旦压力解除，水分又逐渐回吸。年龄越大的人，髓核水分含量越少，年龄越小，髓核的水分含量就越多。椎间盘纤维环有抗张力作用，尤其是有抗扭转能力（图6）。

2）椎间盘生物力学功能：椎间盘主要通过终板来承受负荷，同时还可把承受的负荷均匀地分布到下一个椎体，起到分散负荷的作用；另外它还可以制约椎体之间过多的活动。正常椎间盘的主要功能是均匀传递应力，但是在病理状态下均匀传递应力的特性就可能发生改变。

（4）椎间盘节段运动

同一椎间盘可以同时承受拉伸、压缩、弯曲、扭转等负荷，在正常情况下，椎间盘的受力和阶段运动不是单纯压缩负荷，扭转是对椎间盘损伤最主要的负荷，总之，椎间盘突出症是各种负荷复合作用的结果。

将椎间盘想象成一个充满液体的容器，这有助于理解正常腰椎间盘的功能和疾病状态时的功能障碍。容器外的顶和底叫终板，由相对不可弯曲的透明软骨组成。腰椎间盘的外周由编织状的"十"字交叉纤维弹性组织基质组成，并牢固地附着于顶部和底部的终板，这个编织状的"十"字交叉纤维叫作纤维环，完全环绕在椎间盘的四周。交织的纤维环形成一个网罩包绕在四周，极其牢固并具韧性，有助于腰椎运动时椎间盘的广泛压缩。在这个由终板顶、底以及周围纤维环组成的容器内部是黏多糖样物质，称为髓核。在正常情况下，这个被液体填充的胶样体由间盘内产生压力驱使相邻椎体分开，并且保护着脊髓和穿出的神经根。当腰椎活动时，不可压缩的髓核维持了一个持续性的间盘内压力，使有些纤维松弛，有些纤维收缩。

随着年龄的增长，腰椎间盘的血管变少，间盘的吸水能力降低，导致缓冲功能和协助运动功能的退行性改变。纤维环的退变使此问题更加严重，导致部分椎间盘壁的膨出，髓核功能也出现异常，最终使压力作用于整个椎间盘。椎间盘功能的恶化会进一步导致退行性改变（退变），即可能最终导致纤维环完全破坏和髓核突出。椎间盘的这种退行性改变是很多腰腿疼痛产生的原因。

也有研究认为，髓核基质里的糖蛋白和 β- 蛋白正常情况下被包在髓核中，当椎间盘发生退变时，其中的 β- 蛋白释放出形成自动免疫的抗原，当机体持续受到刺激时，产生免疫反应，引起神经的炎性反应，造成疼痛。

3. 腰椎间盘突出症的类型及演变过程

纤维环分为外、中、内三层，外层由胶原纤维带组成，内层由纤维软骨带组成，纤维环的前侧部分和两侧部分最厚，几乎是后侧部分的 2 倍，后侧部分最薄，但一般也有 1~2 层纤维，纤维环斜行紧密分层排列，包围髓核，构成椎间盘的外围部分，像一个盘旋的弹簧，使上下椎体相互连接，并保持髓核的液体成分，维持髓核的位置和形状。纤维环可能因为长期姿势不良或外部冲击造成松动，一旦纤维环松动，髓核就会发生移位而刺激神经，形成通常所说的腰椎间盘突出症。终板为透明的无血管的软骨组织，在椎体上下各有一个，其平均厚度为 1 毫米，在中心区更薄呈半透明状，位于骨后环之内。软骨终板内无神经组织，因此当软骨终板损伤后，既不产生疼痛症状，也不能自行修复。椎体上下无血管的终板如同膝、髋关节软骨一样，可以承受压力，起保护椎骨、缓冲压力、连接椎体和椎间盘之间的营养交换的作用。在幼儿时是椎体骨质的生长区域。

18 岁以前腰椎间盘有血管分布，其后逐渐消失，其水分含量也逐年降低，胎儿时纤维环和髓核的水分含量分别为 80% 和 90%，30 岁时分别降至 60% 和 75%。

（1）正常椎间盘

椎间盘无退变，所有椎间盘组织均在椎间盘内。

正常椎间盘包括中央的胶样髓核，由密集的环状弹性纤维即纤维环包绕。间盘的顶部和底部包括连接于相邻椎体的软骨性终板。磁共振成像（MRI）显示正常的腰椎间盘 T1 相呈均匀低信号，T2 相呈高信号，正常情况下腰椎间盘的边缘延伸不超过相邻椎体的边缘。

（2）退变的椎间盘

如果椎间盘发生退变，髓核和纤维环的结构和化学改变都会在磁共振成像和椎间盘功能上反映出来。这种退行性改变是随年龄增长而发生的正常现象，可因腰椎的创伤、感染和吸烟而加重。如果退变严重，很多患者都会表现出临床症状。

发生退变时，髓核则无法继续维持足够的水分，且保持髓核呈胶样状态所必需的维持蛋白多糖混合物的能力也丧失了。退变使髓核基质产生的裂缝被胶原质所代替，导致了缓冲能力和屈曲能力的进一步退化。如果继续发展，基于物理学原理，椎间盘维持足够的椎间盘内压力将相邻椎体推开的这种力不再存在，导致功能进一步恶化并出现临床症状（图7）。

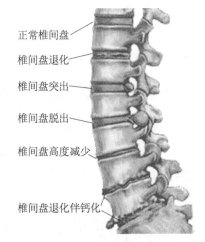

正常椎间盘
椎间盘退化
椎间盘突出
椎间盘脱出
椎间盘高度减少
椎间盘退化伴钙化

图　7

退行性改变除了影响髓核外还影响纤维环。纤维环老化时，这个弹性纤维会出现小的撕裂，撕裂使暴露的胶原纤维刺激粗糙的组织向内生长，可能导致椎间盘性疼痛。磁共振成像可以清晰地看见这些破裂呈一线形结构并且在T2相呈高信号，在受损椎间盘处行椎间盘造影术可看到病变。采取椎间盘造影术确定疼痛原因后，采用腰椎间盘电热纤维环成形术治疗破裂的纤维环能得到好的治疗效果。

（3）广泛的椎间盘膨出

广泛的椎间盘膨出是指椎间盘纤维环环状均匀性超出椎间隙范围，椎间盘组织没有呈局限性突出。

退变继续发展时，纤维环进一步被破坏、撕裂，髓核继续失水，因此椎间盘内压力丢失，椎间盘狭窄，可能导致临床症状进一步加重。由于椎间盘内压力的下降导致椎间盘空隙逐渐狭窄时，前后纵韧带松弛，使椎间盘膨出于椎体边缘。这样可能会导致骨或椎间盘对神经的侵犯，此时的疼痛是由纤维环引发的。磁共振成像清晰地显示了这点，这提醒了临床医师注意患者的疼痛症状和功能障碍可能是由多种因素共同作用的结果。

（4）椎间盘局部的突出

椎间盘局部的突出是指椎间盘组织局限性移位超过椎间隙。移位后的椎间盘组织尚与原椎间盘组织相连，其基底连续部分的直径大于突出椎间隙的移位椎间盘部分。

随着纤维环和髓核的进一步退变，纤维环的完整包裹和压缩髓核的能力丧失，这就导致了纤维环局部的薄弱，使髓核突出到椎管内或压迫神经。这样的突出是局部的并且很容易在磁共振成像中看到（图8）。这种局部间盘的突出如果没有侵犯到痛觉敏感的结构（如神经）可能不会出现临床症状。如果突出部位延伸至神经孔或椎管内则会表现出椎间盘性疼痛或根性疼痛。

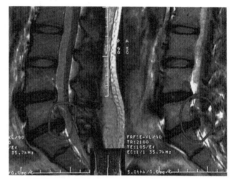

图　8

（5）椎间盘局部的脱出

椎间盘局部的脱出是指移位椎间盘组织的直径大于基底连续部，并移向于椎间隙之外。脱出的椎间盘组织块大于破裂的椎间盘间隙，并通过此裂隙脱位于椎管内。

椎间盘局部脱出会产生症状，这是由于脱出的椎间盘常会向头端或尾端移动，刺激神经根，并且在刺激神经根时产生强烈的炎性反应。化学性刺激被认为是导致很多椎间盘局部脱出的患者强烈疼痛的原因，并且可以在磁共振成像中看到在T2相呈高信号。虽然椎间盘局部的脱出比突出更明显，但突出的成分都相似，仍然是来源于椎间盘。

（6）游离椎间盘

当髓核内物质从椎间盘中分离并游离进入椎管时，这个椎间盘的游离物就叫游离椎间盘。游离椎间盘常常会向头端或尾端方向移动，并且从下方压迫神经根或者游离至后纵韧带和脊柱骨性结构之间。游离椎间盘会导致临床上明显的疼痛症状并需手术治疗。磁共振成像T1相的对比增强显示游离椎间盘常呈增强信号，在T2相中由于髓核出现炎症反应因此显示其周围边缘为高信号。如果漏诊或术中没有取出游离椎间盘会导致手术效果不佳（图9）。

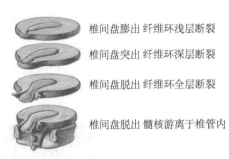

椎间盘膨出 纤维环浅层断裂

椎间盘突出 纤维环深层断裂

椎间盘脱出 纤维环全层断裂

椎间盘脱出 髓核游离于椎管内

图 9

4. 腰椎间盘突出症从何而来？

（1）腰椎间盘的退行性改变是基本因素

髓核的退行性改变主要表现为含水量的降低，并可因失水引起椎体的关节失稳、松动等小范围的病理改变；纤维环的退行性改变主要表现为纤维环坚韧程度的降低。

（2）生理因素

1）年龄：腰椎间盘突出症多发于 30~50 岁的人群，并有不断年轻化的趋势。

2）身高：男性超过 1.8 米，女性超过 1.7 米及过度肥胖时，腰椎间盘突出症的发病率高。

3）性别：腰椎间盘突出症发病率男性高于女性，约为 2∶1。美国腰椎间盘突出症的发病率男为 3.1%，女为 1.3%；芬兰的发病率男为 1.9%，女为 1.3%。

4）腰骶骨结构先天异常：包括腰椎骶化、骶椎腰化、半椎体畸形、小关节畸形和关节突不对称等。上述因素可使腰椎承受的应力发生改变，从而造成椎间盘内压升高和退变、损伤。

5）椎间盘自身解剖因素的弱点：椎间盘在成年之后供血少，修复能力差。在上述因素的基础上，当某种可导致椎间盘压力突然升高的诱发因素下，即可能使弹性较差的髓核穿过已变得不太坚韧的纤维环，造成髓核突出。

（3）外伤因素

1）急性损伤：如腰扭伤、椎体滑脱、脊柱骨折、椎体压缩等，可以引起椎间盘软骨板破裂，使椎间盘髓核突出。外伤性因素通常不会即刻发生疼痛，当神经受压迫出现水肿和无菌性炎症时，疼痛才会出现。青少年的椎间盘突出多与急性外伤有关。

2）运动：一般运动有益于腰椎间盘的营养供应，目前的学术观点是：剧烈运动与腰椎间盘的退变有关。一些适度运动如打网球、游泳、慢跑、骑自行车等对腰椎间盘有好处。

（4）种族和遗传因素

1）种族：印第安人、因纽特人、非洲黑人发病率较其他民族明显低。

2）遗传：武汉医学院第二附属医院曾有报告，15年内发现同一家族中有血缘关系的两人或者更多人患有腰椎间盘突出症，统计20户有24例，有阳性家族史的患者中，21岁以前发生腰椎间盘突出症的相对危险性与正常人相比大约高出5倍。

（5）职业因素

以下职业者发病率高：长期伏案工作者、司机、长期从事弯腰劳动者、长期负重者、长期站立者。

（6）吸烟

腰椎间盘的营养依靠椎间盘周围血管提供，而通往椎间盘的血管极细，决定了椎间盘是一种缺少血液供应的组织，烟中的尼古丁会使血管收缩，进一步减少腰椎间盘的血液供应，使椎间盘退变。

（7）疾病

有些疾病会导致动脉硬化加剧，影响腰椎间盘血液供应而导致椎间盘退变，最常见的是糖尿病。

（8）妊娠

妊娠是导致腰椎间盘突出的常见原因之一，Laban 在调查 49760 例分娩后妇女时，得出腰椎间盘突出症的发病率为 1/10000，且多发于多次妊娠的女性。怀孕时腰部负荷增大是发病的主要原因。

5. 腰椎间盘突出症有哪些诱因？

在椎间盘退行性改变的基础上，某种可诱发椎间隙压力突然升高的因素可致髓核突出。常见的诱发因素有腹压增加、腰姿不正、突然负重、妊娠、受寒和受潮等。

6.易患腰椎间盘突出症的人群

（1）体力劳动者易患腰椎间盘突出症

近年来，患腰椎间盘突出症的患者日益增多，除了长期伏案工作者，从事体力劳动者患腰椎间盘突出症的概率也较大。

椎间盘位于上下椎体之间，由髓核、软骨和纤维环组成。髓核是一种有弹性且含水量多的胶状组织，位于中央位置。体力劳动者由于腰部负荷加重，损伤机会增多，加之椎间盘老化、骨质增生等原因，当外力作用使髓核向后突出，这时患者感到腰痛，当突出继续发展，压迫到神经根时，下肢开始麻木疼痛。

（2）女性产前、产后警惕腰椎间盘突出症

妇女妊娠期，尤其是后期，由于腹内胎儿不断生长增大，造成孕妇腰椎过度前曲，从而增加腰部负担；产后及绝经期女性，由于内分泌的改变，骨质疏松及小关节、韧带的退化等，也导致发病率增高。

（3）老年人易患腰椎病

日常生活中，经常看到有些老年人总是腰、腿、颈部疼痛，其实这可能是腰椎病的前兆，应该引起大家的重视。

由于腰椎活动量及负荷过大，姿势不正等因素，随着年龄的增长，造成髓核的水分丢失，弹性明显下降，椎间隙变窄，椎体不稳，椎体边缘产生骨刺，导致疼痛，引起腰椎病。

内分泌紊乱，对骨的代谢有直接关系，腰椎骨质疏松，韧带及关节囊松弛，负荷升高，导致腰椎病的发生。

体型改变，正常人的脊柱，颈、腰椎向前凸，胸、骶椎向后凸，具有 4 个生理弯曲。人体的重力线是通过颈、腰椎间盘的后部而不是通过关节突关节，所以老年人体胖或长期久坐，低头伏案工作人员易产生颈、腰部疼痛。

退行性病改变，随着年龄的增加，脊柱易产生退变，出现肥大性脊柱炎。腰椎失稳、老年性驼背畸形等，均可出现腰椎疼痛。

（4）腰椎间盘突出症低龄化

以往好发于中老年体力劳动者身上的腰椎间盘突出症如今好发于白领。

据专家测定，人在坐姿时腰间盘所承受的压力是大于站立姿势时的压力，加之长期坐姿使腰肌萎缩，导致椎间盘内压力增高，如纤维环脆弱或退变，便可引起髓核的突出，压迫后方的神经根导致下肢的疼痛。

成年人有80%遭受腰痛的困扰，腰椎间盘突出症近年来在人群中的发病率持续上升，目前已达15.2%，并有低龄化趋势，这与长期坐姿学习工作有关。学生、长期伏案工作者、司机等是腰椎间盘突出症的好发人群。

（5）常穿高跟鞋易患腰椎间盘突出症

脚的神经几乎都与腰部神经相联系着，穿高跟鞋走路，脚会很快疲劳，那么支配脚的神经元——腰的相应部位也会随之疲劳，并通过脊髓传到大脑。

从受力的角度来看，人在负重站立时，脚跟和前脚掌各承受一半的重量，其中踇趾又承担了前脚一半的任务。在行走时，踇趾和第二脚趾担负着主要的承重任务。将脚放在一双跟高、头尖、底硬的鞋内，特别是那种形似酒杯跟的高跟鞋，不仅改变了脚部承受体重的合理比例，使脚趾受到挤压，而且不能减轻因行走、跳跃而产生的冲击力。长期穿高跟鞋，会使脊椎出现骨质增生或腰椎间盘突出。

 看我七十二般变化

腰椎间盘突出症患者主要是腰痛和坐骨神经痛，发病前常有腰部扭伤史、腰部劳累史或腰部受寒史。疼痛因行走、站立、久坐等活动后加重，卧床休息后可暂时缓解。腰椎间盘突出症疼痛特点：一侧或双侧下肢痛，沿坐骨神经分布的放射痛，沿臀部到大腿后面、外侧及小腿外后侧至足背或足底痛。个别患者疼痛可始于小腿或外踝，半数患者可因咳嗽、打喷嚏或腹部用力而使下肢疼痛加重。对于高位的腰椎间盘突出症患者，其症状多表现为下腹部、腹股沟区或大腿前内侧疼痛；中央型椎间盘巨大突出患者可发生大小便异常或失禁；有一部分腰椎间盘突出的患者因其腰部交感神经受刺激而表现出下肢发凉，有的还可出现单侧或双侧下肢水肿。

1. 腰痛和腿痛

腰痛和腿痛是腰椎间盘突出症的主要症状，腰痛常发生于腿痛之前也可二者同时发生；大多有外伤史，也可无明确诱因。疼痛具有以下特点：

1）腿部放射痛沿坐骨神经传导，可达小腿外侧、足背或足趾，如为腰3至腰4椎间盘突出，因腰4神经根受压迫产生向大腿前方的放射痛。

2）所有使脑脊液压力增高的动作，如咳嗽、喷嚏和排便等都可加重腰痛和腿部放射痛。

3）活动时疼痛加剧，休息后减轻，多数患者采用侧卧位并屈曲患肢；个别严重病例在各种体位均疼痛，只能屈髋屈膝跪在床上以缓解疼痛症状；合并腰椎管狭窄者常有间歇性跛行。

2. 脊柱侧凸畸形

主要在腰部前屈时更为明显，侧凸的方向取决于突出髓核与神经根的关系：如突出位于神经根的前方，躯干一般向患侧凸。

3. 脊柱活动受限

腰椎间盘突出症患者由于髓核突出压迫神经根，使腰肌呈保护性紧张，肌紧张可发生于单侧或双侧；由于腰肌紧张，腰椎生理性前凸消失，脊柱前屈后伸时活动受限制，前屈或后伸时可出现向一侧下肢的放射痛；如果侧弯受限，并且只有一侧，据此可与腰椎结核或肿瘤鉴别。

4. 腰部压痛伴放射痛

腰椎间盘突出症患者椎间盘突出部位的患侧棘突旁有局限的压痛点并伴有向小腿或足部的放射痛，此点对诊断有重要意义。

5. 直腿抬高试验阳性

由于个人体质的差异，该试验阳性无统一的标准。应注意两侧对比，患侧抬腿受限，并感到向小腿或足的放射痛即为阳性。有时抬高健肢而患侧腿发生麻痛系因患侧神经受牵拉引起，此点对诊断有较大价值（图10）。

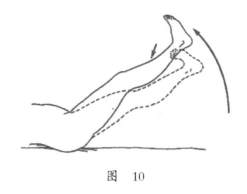

图　10

6. 神经系统检查

腰 3 至腰 4 椎间盘突出（腰 4 神经根受压）时患者可有膝反射减退或消失，小腿内侧感觉减退。腰 4 至腰 5 椎间盘突出（腰 5 神经根受压）时患者小腿前外侧、足背感觉减退，第 2 趾肌力常有减退。

腰 5 骶 1 椎间盘突出（骶 1 神经根受压）时患者小腿外后及足外侧感觉减退，第 3、4、5 趾肌力减退，跟腱反射减退或消失，神经压迫症状严重者患肢可有肌肉萎缩。

如突出较大或为中央型突出，或纤维环破裂髓核游离进入椎管者，可出现较广泛的神经根或马尾神经损害症状。患侧麻木区常较广泛，可包括髓核突出平面以下，患侧臀部股外侧、小腿及足部；中央型突出往往两下肢均有神经损伤症状，但一侧较重；应注意检查鞍区感觉，常有一侧减退，有时两侧减退，常有小便失控、大便干结、性功能障碍，甚至双下肢部分或大部分瘫痪。

 我有腰椎间盘突出症吗？

1. 体格检查

大多数腰椎间盘突出症患者根据临床症状或体征即可做出正确的诊断。主要的症状和体征是：

1）腰痛合并"坐骨神经痛"放射至小腿或足部，直腿抬高试验阳性；

2）在腰 4 至腰 5 或腰 5 骶 1 棘间韧带侧方有明显的压痛点，同时有小腿或足部的放射性痛；

3）小腿前外或后外侧皮肤感觉减退，趾肌力减退，患侧跟腱反射减退或消失，X 线片可排除其他骨性病变。

2.影像学检查

1）X 线检查：需拍腰骶椎的正、侧位片，必要时加拍左、右斜位片，常有脊柱侧凸，有时可见椎间隙变窄，椎体边缘唇状增生，X 线征象虽不能作为确诊腰椎间盘突出症的依据，但可借此排除一些疾患，如腰椎结核、骨性关节炎、骨折、肿瘤和脊椎滑脱等。

2）CT 和 MRI 检查：可直观地显示椎间盘突出的大小、侧别、区域，是诊断椎间盘突出的主要手段。MRI 在 CT 影像的基础上可以发现脱垂及游离的椎间盘组织，特别对诊断早期椎间盘变性、突出有特殊的意义。

3）脊髓造影：脊髓造影就是将造影剂打入硬膜囊，从而通过间接显示受压的部位来确定有无椎间盘突出，由于这个方法是有创的，所以现在已经很少应用。

4）椎间盘造影：椎间盘造影和脊髓造影不同，椎间盘造影是将造影剂直接打入椎间盘，通过椎间盘内的造影剂的流向来显示椎间盘是否有退变或破裂，椎间盘造影主要是在确定责任椎间盘时。

生活行为篇

防治腰椎间盘突出症

腰椎间盘突出症是临床常见病、多发病，如果您患有腰椎间盘突出症，或属于腰椎间盘突出症的好发人群，跟我一起学学怎么样不打针，不吃药，防治腰椎间盘突出症吧！

不打针，不吃药，防患于未然

预防重于治疗，不论是休闲还是工作，日常生活中人们应该采取正确的姿势，避免错误的姿势，同时尽量放松背部紧张的肌肉，这样可以有效预防腰椎间盘突出症。

1. 错误与正确的姿势

在日常生活、学习和工作中，需要各种不同的活动姿势，其正确与否对人体有着重要的影响。因此，要求我们注意平时的站姿、坐姿、劳动姿势以及睡眠姿势等的合理性。纠正不良姿势和习惯，逐渐改善脊柱内在平衡与外在平衡，提高腰椎的稳定性、灵活性和耐久性，从而起到预防腰椎间盘突出症的作用。

（1）错误与正确的坐姿（图11）

1）错误的坐姿

①坐在凳子上，脚尖点地，或两腿长时间蜷曲在办公桌下，使腰背部肌肉处于一种紧张的状态，长此以往，容易产生腰背部疼痛。

②坐在椅子边缘，头颈前伸，胸部内扣，也会使腰背部肌肉紧张。

③长期持久不变的坐位工作，特别是跷二郎腿，使背部肌肉、韧带长时间受到过度牵拉而受损，从而引起腰痛。

④身体过度前倾。研究表明，过度前倾坐位时，腰椎的负担最大。

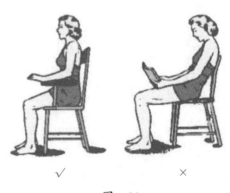

√　　　　　×

图　11

2）正确的坐姿

①双腿并拢，双脚稳稳地放在地面上，尽量脚掌着地，避免过高或过低引起腘绳肌紧张牵拉骨盆，导致腰部的旋转和紧张。应经常伸展腿部并改变腿的姿势。

②腰部应轻微前凸，在腰后使用腰垫保持腰部的生理性前凸。

③座位高度合适，上身挺直，收腹，下颌微收。

④下肢屈髋屈膝应有一定角度，最好在双脚下面垫一块脚凳或踏脚，使膝部微高于臀部。

⑤避免长时间的伏案工作，最好经常站起来离开工作台稍微活动，放松一下。

（2）错误与正确的站立姿势（图 12）

1）错误的站立姿势

①长时间的含胸屈颈，牵拉双肩，使腰椎间盘退化、骨质增生，甚至会压迫神经。

②弯腰驼背，向前倾斜。

2）正确的站立姿势

①两眼平视，下颌稍稍内收，挺胸收腹，双肩撑开并稍向后展，腰部平直，要求腰背部和颈部形成一条自然的曲线，小腿微收，两腿直立，两足距离约与骨盆宽度相同，使全身重力均匀地从脊柱、骨盆传向下肢，再由两下肢传至足，以达到真正的"脚踏实地"。此时人体的重力线正好通过腰椎椎体或椎间盘后部，可有效地防止髓核突出。

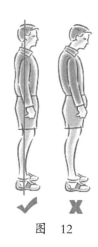

图　12

②长久站立时，可在地面放一矮脚凳，双脚轮流置于凳面上，使一侧的髋关节和膝关节屈曲，髂腰肌放松，腰椎前凸变平，这一方法特别适用于牙科医师、家庭主妇、理发师、营业员等。

（3）错误与正确的睡姿

人的一生中约 1/3 的时间是在睡眠中度过的，所以长期睡眠姿势不良也可导致腰腿痛的发生。

1）错误的睡姿

①睡觉时，如果颈部和背部不是成一条直线，那么这种姿势肯定是错误的，

因为它造成了脊柱的扭曲。

②俯卧位时，胸部受压，腰椎前凸增大，易产生不适感，而且使背部肌肉紧张，比较容易引起腰痛。

2）正确的睡姿

仰卧位时，只要卧具合适，四肢保持自然伸展，脊柱曲度变化不大。侧卧一般不必过于讲究左侧还是右侧卧位，因为人在睡眠中为了求得较舒适的体位，总要不断翻身，一夜翻身 20~45 次。所以，一般以采用仰卧和侧卧位为宜。

有条件的患者，可以在双下肢下方垫一个软枕，以便双髋及双膝微屈，全身肌肉放松，椎间盘压力降低，减少椎间盘后突的倾向，同时也降低了髂腰肌及坐骨神经的张力，从而有效地预防腰椎间盘突出症的复发，是腰椎间盘突出症患者的最佳体位。

（4）错误与正确的行走姿势

1）错误的行走姿势

有些人走路时习惯低着脑袋、弯腰弓背，重心后移，两脚尖内旋或外旋，致使腰肌用力失去平衡，容易形成驼背，严重时会使腹肌松弛，胸廓不能扩展，影响心肺功能，还可影响青春期少女乳房发育。若走路时重心习惯向单侧倾斜，则容易导致脊柱侧凸。

2）正确的行走姿势

正确的行走姿势除能预防腰椎间盘突出症外，还可体现气质、文化修养及美学神韵，所以青少年一定要学会正确的行走姿势。

女子步态宜典雅、轻盈，以利骨盆及子宫韧带的发育和血液循环。男子应表现出"阳刚"气概，步态矫健，稳重、大方。无论男女，表情均应自然，双目平视前方，头微昂，口微闭，颈正直，胸部自然前上挺，腰部挺直，收小腹，臀部略向后突，双臂自然下垂，双上臂自然摆动，摆幅30°左右，前摆时肘微屈，勿甩前臂，后摆时勿甩手腕；下肢举步有力，步行后蹬着力点侧重在跖趾关节内侧，利用足弓的杠杆作用推进身体前移，换步时肌肉微放松，膝关节勿过于弯曲，大腿不宜抬得过高。每个单步步幅依自己腿长及脚长而定，一般平步为70 厘米左右。行走时勿上下颤动和左右摇摆。

此外，上、下楼时，也应注意姿势，如果姿势不当，会出现"踏空"而闪腰的情况。正确的上下楼步态应全足踏实在楼梯上，不要只踏半只脚，膝关节应略屈曲，收小腹，臀部向内收，上身正直，速度适当。

采取正确的行走姿势，腰椎会保持正常生理曲度，既不歪斜，也不扭曲，腰部也不会增加不必要的负担。

（5）正确的劳动姿势

对弯腰工作多、负重大的搬动工作，应尽量避免两膝伸直弯腰位拾抬重物，并尽量采取屈膝、髋关节的方法达到上述目的。日常还有许多工作均应在不弯腰或少弯腰的姿势下完成，如洗衣服时，可将洗衣盆架高；扫地时，可将扫帚柄加长等。对抬、推、拉重物，滑雪、骑马、高处跳下等动作，应注意采取保护性屈伸体位，因为伸直性体位（即非保护性力学体位）容易使腰部变成曲折应力集中点，引起外伤；如推动重物时，若两膝微屈，躯干前倾（即保护性屈曲体位），就可以使体重也参与向前推动的力；反之，则使抗重力的作用点几乎都落在腰上，容易导致损伤。

（6）正确的劳动姿势要点

1）抬放重物：先评估重物的重量，如果太重，需借助他物或他人。抬举重物时，一定要蹲下，不可扭转背部，要弯曲膝部。所抬的重物要靠近腰部再抬起。如果不弯双膝，只将上半身弯下抬重物，当重物抬到前胸，上半身不慎后仰，也会增加腰椎的压力。携带物品时应尽量靠近身体，并拿在腰的高度，不要一次拿太重的物体。

2）高处取物：切忌直接站在框架下用力，应稍向后站一步，用踏步姿势，身体和双臂斜向前上方伸直。除了免除物品掉落的危险性外，也去除了不自觉后弯折腰的可能性。所以最好在取高物时，不要踮着脚尖探取，应用椅子增加高度。

3）推拉物：双脚前后分开做半蹲状，用移动双脚的方法去移动物体。另外，绑鞋带或整理收拾地面东西时最好先坐下。

4）控制体重：保持适当的体重。腰椎承受身体的重量，所以过度肥胖腰椎负担会加重，腰部扭伤的概率也较大。小腹突出也会使腰椎向前凸，而增加腰椎的压力。因此过胖或小腹突出都会增加腰椎的负担，怀孕者亦不例外。

体重指数（BMI）是以身高体重计算出来的。BMI 是世界公认的一种评定肥胖程度的分级方法，目前世界卫生组织（WHO）也以 BMI 对肥胖或超重进行定义。

世界卫生组织公布的 BMI 计算公式为：体重指数（BMI）＝体重（千克）/身高（米）^{2}。

例如：一个人的身高为 1.75 米，体重为 68 千克，他的 BMI=68/1.75^2＝22.2（千克/米^2）。

BMI 为 18.5~24.9 时属正常。

BMI ＜ 18.5 为消瘦。

BMI ≥ 25.0 为超重；BMI 在 25.0~29.9 之间为 1 级肥胖；30.0~34.9 为 2 级肥胖；35.0~39.9 为 3 级肥胖；BMI ≥ 40.0 为 4 级肥胖。

BMI 是与体内脂肪总量密切相关的指标，该指标考虑了体重和身高两个因素。BMI 简单、实用，可反映全身性超重和肥胖。在被测量身体因超重而面临心脏病、高血压等风险时，BMI 比单纯地以体重来认定更具准确性。

不过需要注意的是，并不是每个人都适用 BMI，如：未满 18 岁；运动员；怀孕或哺乳期妇女；身体虚弱或久坐不动的老人。

2. 劳逸结合

人们在劳动及工作中，要注意力集中、精力充沛、动作灵活而协调，效率才高。工作及劳动后，则需要充分的休息和睡眠，才能消除疲劳。否则，一方面大脑和肌肉得不到休息、反应迟钝、动作不协调，就容易在劳动中发生损伤；另一方面，由于肌肉疲劳，韧带受到过度牵拉，容易发生劳损。因此，注意劳逸结合在预防腰腿痛疾病中也是一个重要措施。

3. 养护腰椎　日常生活"六不要"

（1）不要贪凉

腰椎间盘突出压迫神经，会造成神经水肿和发炎，腰背部肌肉紧张，整个腰部血液循环下降，神经对外界刺激的敏感性加强。冷空气的刺激不利于腰部血液流通，刺激神经而加重腰椎间盘突出症状，使疼痛加重。所以我们要对腰部进行防寒保暖，并且可以进行腰部热敷以促进血液循环，帮助缓解疼痛症状。

（2）不要睡软床

我们正常脊柱有一个"S"形的生理弯曲，睡觉时姿势不好、枕头过高、床垫过软，均不利于脊柱保持正常的生理弯曲，使腰肌紧张、僵硬，血液循环不畅，不利于腰椎间盘突出症的康复。所以，我们要保证枕头高度和床垫软硬度适中。

（3）不要长期久坐

长期从事坐位工作如长期伏案工作者、司机、工厂流水线工人等，腰背痛发病率较高。长期久坐，腰椎处于后弯状态，腰部肌肉韧带均处在紧张状态，腰椎间盘承受的压力增大 10 倍！腰肌和腰部韧带的长期紧张，就会出现慢性的劳损，对腰部的稳定性和保护性下降，同时，久坐后腰椎间盘的超负荷造成腰椎间盘退变，就容易在外力的作用下使椎间盘纤维环破裂，髓核突出压迫神经。因此，坚持工间操或工作时间变换体位很有意义，我们可以每坐 20~30 分钟就站立一下、走动一下，养成良好的习惯。

（4）不要长期弯腰

某些工作需要长期弯腰用力的，如木工刨木、农民锄地等，在这些工作中，腰椎间盘承受压力较一般站立时增大 1 倍以上！如从井中弯腰提水时，腰部压力可增大 5 倍！因此，长期弯腰工作的腰背痛发病率较高，椎间盘突出症的发病率亦高。长期弯腰对腰椎间盘压力很大，不利于腰椎间盘康复。

（5）不要剧烈运动，避免外伤

外伤，是腰椎间盘突出的主要原因之一。有患腰椎间盘突出症者，禁止进行任何球类运动和单侧运动。剧烈运动同样会使腰椎间盘突出者破裂的纤维环伤口撕裂，加重突出。特别是在腰椎间盘突出的急性期，神经由于髓核的压迫刺激出现水肿和无菌性炎症，剧烈运动会加剧突出物对神经的摩擦刺激，不利于神经水肿和炎症的消退。所以，腰椎间盘突出症的患者，禁止剧烈运动。

（6）不要使用爆发力

养护腰椎还要注意不要使用爆发力。腰椎间盘组织处在两个腰椎之间，承受着腰椎的压力和运动。如果突然承受超负荷爆发力，就容易使椎间盘损伤。因此，我们在进行用力之前，应先活动一下腰部，缓慢用力。比如搬抬重物，先做好准备姿势，不要突然用力。特别是有腰椎间盘突出的时候，爆发力容易撕裂本来稳定的腰椎间盘纤维环伤口，加重病情。

4. 怎样更好地保护腰椎？

我们现在的很多朋友由于都是需要整天面对电脑工作的，成了腰椎病的易发人群，所以就要求我们更好地保护好自己的腰椎，增加腰椎的功能，那应该怎样做呢？下面就来为大家详细介绍几种保护腰椎的方法，只有这样做才可以让我们远离腰椎病的伤害。

（1）腰部保健运动

经常坐在电脑前的朋友一定要注意腰部的锻炼方法，经常进行腰部活动，加强腰部肌肉锻炼，这样做的目的在于保持腰部的稳定，对腰椎进行保护，防止发生退行性改变。

（2）正确用腰

1）起座：从座位上站起时，一侧下肢从椅子侧面移向后方，腰部挺直，调整好重心后起立。

2）坐位：坐位时腰部要挺直，椅子要有较硬的靠背。椅子腿高度与患者膝到足的高度相等。以能保持膝盖与臀部同高，紧贴椅背坐稳，并且两脚能平踩地面为宜。不要坐在过高或是离您工作点太远的椅子上，以防止上身前倾或是背部拱起，千万别瘫在椅子上。开车时，座椅前移以保持膝盖与臀部同高，坐直，以两手同握方向盘开车。以靠垫或成卷的浴巾保护您的腰部。

3）卧位：患者应睡硬板床，仰卧时膝微屈，腘窝下垫一小枕头，进行腰椎间盘突出症的自我锻炼法时要全身放松，腰部自然落在床上。在坚实的床垫上，一次良好的睡眠，对您和您的腰背大有助益。侧睡，略微屈膝或是仰卧时在膝盖下放垫枕为佳。不要躺卧在柔软、中间下陷、无支持力的床垫或褥子上，尤其是俯卧睡眠时特别容易造成凹背或是背部扭伤。

4）下床：从卧位改为俯卧位，双上肢用力撑起，腰部伸展，身体重心慢慢移向床边，要一侧下肢先着地，然后另一侧下肢再移下，手扶床头站起。

5）搬物：弯膝，莫弯腰！抬举物品时贴近身体，以腿出力，保持平衡。举物莫高过胸部，必要时垫脚垫保护。尽量不要抬较重物品，如有需要找人帮忙；注意脚步平稳，避免中途重心失衡，防止跌倒。搬重物由地面抬高举起时，要髋膝弯曲，身体蹲下，腰背挺直，物体尽量贴近身体，靠髋膝用力起身。

6）下蹲或弯腰：先屈曲髋关节和膝关节，充分下蹲后再弯腰拾东西。由于已充分屈髋屈膝下蹲，身体重心下移，此时只需略为屈曲腰部，即可完成拾物动作，使腰部不感到吃力。

7）站立：长久站立时垫高一脚，不时换脚。站立应挺直，并保持脊椎的正常生理弯曲。良好的行走姿势是抬头、收下颌、脚尖向正前方。穿着舒适的低跟鞋。切莫同一姿势站立过久，不要双腿直立时弯腰或以不良姿势行走，切忌穿高跟鞋或平底鞋站立或行走过久。

（3）腰的保护

患上腰椎病的患者或是长期坐在电脑前的朋友，应该尽量睡硬床，目的在于保证腰肌得到充分休息。避免腰部受到风寒的侵害，避免长期处于一种固定的姿势，加重腰椎退行性改变，造成肌肉损伤。

（4）注意饮食

在腰椎病患者的自我治疗中，合理的饮食是需要注意的一点。饮食是我们生命和健康的重要保证，脾为后天之本，主运化。饮食没有节制，脾胃受到损伤，通常会影响人体内气血的生成，而导致患者的气血虚弱以及肌肉萎缩等，从而导致腰痛病的发生。

5. 高跟鞋控的姐妹们当心腰椎间盘突出症侵袭

女人的腰是美的所在，却也是腰椎间盘突出症侵犯的重要地带。腰椎间盘突出将会给女性的正常生理生活造成严重的影响，并且导致女性本身的美感大大降低。研究发现，女性长期穿高跟鞋会比较容易引发腰椎间盘突出。所以高跟鞋族要预防腰椎病的侵犯了。于是很多人都会想问"为什么呢"。

脚的神经几乎都与腰部神经相联系着，穿上不合脚的鞋走路，脚会很快疲劳，那么腰的相应部位——支配脚的神经元也会随之疲劳，并通过脊髓传到大脑。从受力的角度来看，人在负重站立时，脚跟和前脚掌各承受一半的重量，其中踇趾又承担了前脚一半的任务。在行走时，踇趾和第二脚趾担负着主要的承重任务。

最有效的预防措施就是尽量选择一双舒适的鞋。当今欧美，拿着医师给开的处方去买鞋是很平常的事。

高跟鞋：腰椎间盘突出症患者不宜穿高跟鞋，这是公认的基本原则，所以很多患者选择平底鞋，比如穿着舒适的布鞋。

中跟鞋：中跟鞋就真的有益吗？鞋跟与腰痛的关系是明确的，鞋底具有地基功能，直接影响人体重心。高跟鞋之所以伤腰，是因为它强制人体重心前移，容易加大骨盆前倾和腰椎曲度，腰部过度受力而导致损伤。那么，鞋跟降低一点，不利就减小一分。而中跟鞋是一个中间阶段，与高跟鞋相比只是危害减半。

还有人说中跟鞋可以"避振"，所以鞋跟是必需的。该说法是歪曲和偷换了科学概念，避振需要避除的"振"，专指每秒钟几十次以上的机械振动，所有的避振都是针对机械振动，与人的运动完全不搭界。相关的研究表明，走或跑时振动所引起的人的反应是有益的。早在2000年的中华足踝外科学术年会上，就有论文全面论述中跟鞋的不利，结论是"中跟鞋有益健康是伪科学"。

平底鞋：非但平底鞋是无害的，而且很多医师还建议腰椎间盘突出患者在日常使用负跟鞋，鞋底是前高后低的。负跟鞋在欧美地区很常见。它是利用鞋底的地基功能，强制人体重心后移，减小骨盆前倾和腰椎曲度，坚持使用可以逐步矫正姿势，有利于康复，与倒走锻炼的原理相同，更加安全和便于坚持。我们可以做一个模拟体验，双脚赤足站立，前脚掌踩一本20毫米厚度的书，感觉腰椎是否挺拔了一些。负跟鞋与现有的治疗、康复方法都不矛盾，而且还有利于既有疗效的巩固和提高。

总之，腰椎间盘突出患者在鞋的选择上应保持理性，避免不必要的伤害，时尚和健康经常是对立的，在鞋与健康方面表现最为突出，一些不科学的说法是凭借逻辑就可以判别的。

6. 白领容易患腰椎间盘突出症

随着电脑的普及，以及现代人工作方式的改变，久坐办公室的白领一族也逐渐地成为腰椎间盘突出症的高发人群。

现代社会中的白领，经常在电脑前一坐就是好几个小时，而在高强度的工作中"浑然忘我"的白领们，通常会在工作结束后感到腰部有板结感。当他们在饱受腰痛的折磨之后去医院进行拍片检查，大多会被诊断为腰椎间盘突出症。这时候这些患者往往会存在一个疑问，没有明显的腰部扭伤怎么还会患上腰椎间盘突出症呢？

正常人的腰部向前凸从而形成正常的生理弯曲，而办公室一族的坐姿多保持前倾、耸肩、含胸，同时工作时使用电脑双手会向前伸，再加上长久的伏案等不良姿势，都会加重脊柱的负担。此外，不良的坐姿还包括靠着椅背仰躺、趴着睡觉，长期以这些不良姿势工作、生活的结果，就是脊柱包括椎间盘退行性变的加速，这些都最终导致腰椎间盘突出症的发生。

白领预防腰椎间盘突出症小贴士

尽管知道长期伏案会导致腰椎间盘突出症的发生，但很多白领都会这样说，工作需要很难改变，其实解决的方法很简单也很有效：

1）每40~50分钟起来走动一下，同时放松颈部和腰部的肌肉；

2）每天进行一定时间的户外活动，劳逸结合，这样才可以很好地保护自己的腰椎。

7. 孕产妇腰椎间盘突出症的预防

在腰椎间盘突出症的女性患者中，有很大一部分是孕产妇。这就提醒孕产妇更要注意腰椎的自我保健。

原因：女性在怀孕期间，内分泌激素发生改变，腰椎及小关节附着的韧带松弛，腰椎稳定性减弱。同时子宫内的胎儿和附属物如胎盘、羊水等不断发育，增加了腰椎的负担。如果再有不良姿势或负重扭伤等情况出现，就很有可能发生腰椎间盘突出。

腰痛不一定是腰椎间盘突出症。孕妇多有腰痛，主要是骨盆韧带松弛所致。加上胎儿不断发育，腰椎负担逐渐加重，可能引起腰肌疲劳而引发腰痛。这种腰痛属于生理现象，通过休息和调养便可减轻，分娩后可恢复如常。

预防方法：

1）注意保暖。孕妇的体质是非常虚弱的，容易受凉，而受力较重的腰部更易受到风寒侵袭，从而引起一系列的病变。因此，孕妇一定要注意保暖。

2）注意休息。孕妇腰部负担加重，最简单和有效的改善方式就是休息。注意劳逸结合，避免久立、久坐。充分的睡眠可帮助产妇恢复体力，恢复肌肉的弹性，从而增加腰椎的稳定性。平卧睡觉时，可在膝关节后方垫上枕头或软垫，使髋关节、膝关节屈曲，以减少腰部后伸，使腰背肌肉、韧带、筋膜得到充分的休息。最好采用侧卧位睡觉。尽量少穿或不穿高跟鞋，以免增加腰骶部压力。

3）适度锻炼。在条件允许的情况下进行适度的活动，如散步、伸展运动、轻缓的腰部运动等，可以放松和锻炼腰背部肌肉，从而增加腰椎的稳定性。产后2周左右，新妈妈躺在床上就可以做适当的腰背肌肉的锻炼，做一些"小燕飞""拱桥"等瑜伽动作，促进孕期松弛的韧带的恢复，加强腰背肌肉的锻炼，增强腰椎的稳定。同时，适度的锻炼有助于控制体重，从而减轻腰椎的负担。

4）量力而行。这不仅仅是指工作，同时也适用于日常生活中，比如照顾婴儿，做家务等。新妈妈缺乏经验，往往会因为抱婴儿、喂奶等引起腰部不适。抱小孩时尽量要让自己身体靠近孩子再抱，避免过度弯腰远距离抱婴儿。哺乳时最好采取卧位哺乳或坐位向后仰在沙发靠垫上，让宝宝趴在胸前吃奶。尽量避免长时间一个姿势哺乳。尽量避免腰部过度劳累，特别是弯腰动作要适当控制频度和力度。

8. 深秋季节如何预防腰椎间盘突出症？

（1）保持充足睡眠，避免过度锻炼

从中医养生保健的角度上看，秋冬是闭藏的季节，人们在日常生活中，一方面要注意防寒保暖；另一方面，要早睡晚起，保持充足的睡眠，避免过度、剧烈的体育运动，并适当节制房事。

在秋冬季节若不能保持充足的睡眠，或者经常进行过度的体育运动并导致过量出汗，会使人体内的阳气耗散，有违中医在秋冬的"养藏之道"，不但容易导致腰椎间盘突出症的发生，也将对身体健康产生一定的危害。

（2）提前做好防寒保暖

秋冬季节的气温变换比较频繁，腰椎间盘突出症患者要提前做好防寒保暖的准备，尤其要做好颈、腰、背部的保暖，防止腰椎间盘突出症的发生。

9. 冬季腰椎间盘突出症患者需防寒保暖

每年的秋冬季节是腰椎间盘突出症发病率较高的季节，这是因为冬季天气寒冷，气温较低，腰背部肌肉会出现不同程度的紧张和痉挛，使椎间盘内的压力增高，导致腰椎间盘突出症的发生。另外，中医认为，冬天人体阴盛阳衰、

阳气伏藏，加之此时风寒之邪尤为严重，易侵袭人体而导致腰椎间盘突出症。那么，腰椎间盘突出症患者该如何保健，安全度过寒冷的冬季呢？

（1）提前做好防寒保暖

冬季气温变换较频繁，腰椎间盘突出症患者要提前做好防寒保暖的准备，尤其要做好颈、腰、背部的保暖。冬季感冒时会出现咳嗽、打喷嚏等症状。打喷嚏、咳嗽时，腹压增加容易加大腰椎间盘内的压力、拉伤背部肌肉，进而发生腰椎间盘突出症。因此，适时增加衣物，预防感冒，也是防止腰椎间盘突出症发生的重要内容。

（2）保证睡眠，避免过度锻炼

冬天是闭藏的季节，人们要早睡晚起，保持充足的睡眠，避免过度、剧烈的体育运动。

（3）食用有补益作用的食物

在冬季，腰椎间盘突出症患者可以根据自身的体质特点，有针对性地食用一些具有补益作用的食物。寒性体质的患者，平常怕冷、怕吹风，经常手脚冰冷，适合食用一些温热性食物，像桂圆、大枣、栗子、蜂蜜、羊肉、狗肉等；虚弱体质的患者，平常精神萎靡，说话有气无力，时有腰酸背痛，睡眠欠佳，适合食用一些补血益气的食物，如地瓜、山药、黑豆、香菇、猪肝、鸡肉、牛肉、蛤蟆油等。

（4）注意腰部日常保护

由于冬季导致腰椎间盘突出症发生的各种诱发因素比较多，因此，在冬季要特别注意对腰部的保护。例如，感冒打喷嚏、咳嗽时，要将膝盖、髋关节稍微弯曲，可以避免腰椎受伤；日常生活中，尽量减少弯腰的动作，捡东西时要身体靠近物体蹲下捡取，不要直接弯腰捡取物品；早晨起床时，要通过挺腰、抬腿等动作先放松腰部，然后侧卧用胳膊支撑身体起床；长时间坐位时，要注意保持正确的姿势，必要时可在腰后部放置一个小枕头或靠垫，保持腰椎的正常生理曲度，减轻腰部肌肉疲劳等。

如果身体条件允许，还可以做一些传统的太极拳、八段锦等运动，以舒筋通络、调和气血，对预防腰椎间盘突出症的发生具有良好的作用。

10. 预防便秘，防腰椎间盘突出症

便秘可增加腹压，而诱发腰椎间盘突出。因此要注意摄入物营养均衡、进食富含维生素、粗纤维、易消化的食物，以防便秘。

预防便秘的方法有以下几种：

1）饮食中必须有适量的纤维素，如粗杂粮、薯类、芝麻、梨、蔬菜及水果等。纤维素是最佳的清肠通便剂，它在肠道内吸收水分，吸收毒素，促进通便。常吃排毒食物，如黑木耳、绿豆汤、猪血、海藻类等。

2）每天要吃一定量的蔬菜与水果。

3）主食不要过于精细，要适当吃些粗粮。

4）晨起空腹饮一杯淡盐水或蜂蜜水，配合腹部按摩或转腰，让水在肠胃振动，加强通便作用。全天都应多饮温开水以助润肠通便。

5）进行适当的体力活动，加强体育锻炼，比如仰卧屈腿，深蹲起立，骑自行车等都能加强腹部的运动，促进胃肠蠕动，有助于促进排便。

6）每晚睡前，按摩腹部，养成定时排便的习惯。腹部按摩：日常按摩时，可以左手按住腹部，手心对着肚脐，右手叠放在左手上，顺时针方向揉腹。时间最好保证在 5 分钟以上，用力要适度，由轻到重，微微感觉到腹部发热为宜。

7）保持心情舒畅，生活要有规律。

8）少食或不食辛辣刺激的食物。

9）若为顽固性便秘，要去医院求诊，在医师指导下服用药物治疗。

11. 预防性的自我按摩

体力劳动者、司机、运动员、老年人可进行预防性的自我按摩。

1）搓腰眼：两手轻握拳，用拳眼或拳背轻轻叩打腰眼处，或用双手握拳，用手背骨节按摩腰眼处，也可用双手捏腰眼处肌肉，上从两臀后开始，往下捏至骶骨下端，往返 10 次；捏时两大拇指、示指和中指将腰肌捏起，大拇指从上往下推，下面示、中指往下扳，让肌肉滚动起来，每日捏 1~2 次。

2）腰、骶、臀部自我按摩：用手指指腹或握拳的背关节作环行按压，脊柱两侧→骶尾部→两侧腰、臀部肌肉，按压时由轻到重，循环往复，以局部发热、未感疲劳为宜。

3）腰部按摩：方法是大拇指在前，卡在腰部，然后用四指在腰部上下左右及腰椎部位进行揉压按摩，或半握拳捶打腰部，每次 3~5 分钟，促进腰部血液循环，有利于肌肉松弛。

4）腰部伸展运动：直立时，双脚分开与肩平宽，手放腰髋部，手掌向前。尽量将身躯向后伸，双手作支柱。做时双膝要保持挺直，维持这个姿势一到两秒钟，便回到开始的位置，每次重复练习时，必须尝试尽量将半仰的比上一次更后，从而达到最大可能的伸展角度。

5）腰部环绕运动：两手叉在腰部，以腰椎为轴心水平方向转动身体，并根据自己的身体条件控制转动的幅度和速度。

如果您已经充分了解了上面所介绍的适合腰椎病患者锻炼的运动方法，那么就要在生活中合理安排，只有长期坚持才会取得理想的效果，希望患者朋友能够减轻身体的症状。

腰椎间盘突出症的日常保健

腰椎间盘突出症主要由于腰椎长期劳损、骨质增生，或椎间盘脱出、韧带增厚，致使腰椎脊髓、神经根或动静脉受压，出现一系列功能障碍的临床综合征。腰椎间盘突出症日常需要如何护理呢？下面为大家介绍：

上班路上及工作、走路时腹部要用力。等公共汽车时，不要双腿并齐站立，将一只脚搭在低矮的台阶上或石头上会感觉轻松得多。上楼梯时，慢慢地微屈着身子要比直着上楼腰部受力小。避免劳累过度，不要长时间保持一个姿势进行学习、劳动。

工作中要保持正确的姿势，可时而按摩腰腿部，或做一下体操，以缓解腰部肌肉的紧张。从下班后到晚上睡觉前要注意久坐对腰不利，易引发腰痛，所以饭后少看电视。睡觉时，要睡硬板床，可弯曲髋关节侧卧，或者在腿下面垫上垫子屈腿仰卧。枕头要用偏低一些的，如脖子下有空隙，可用卷起的毛巾塞满。注意保暖、防寒、防潮。

在秋冬两季，应随天气的变化增加衣服，尤其注意腰背部及下肢的保暖。在外出期间除注意适当休息外，还应注意身体的锻炼保健，利用临时场所，可进行腰背肌的功能锻炼及前屈、后伸、旋转运动，同时双下肢也应进行相应的功能锻炼。

在外出期间如腰部有不适感或不慎再次扭伤腰部时，应及时到当地医院进行诊治。千万不可忽视或强忍痛苦，以免延误病情。另外，平时生活要有规律，不要随便打破自身的生物钟。避免受凉，寒热交接的季节，轻微的风邪即可造成腰椎间盘突出症的复发。

1. 腰椎间盘突出症怎样进行科学的护理?

腰椎间盘突出症的康复离不开好的治疗，除此之外还需要进行有效的护理。好的护理能够有效地减轻腰椎间盘突出造成的痛苦，加速腰椎间盘突出的治疗进程。那么腰椎间盘突出症的最佳护理措施包括哪些呢?

1）患者应了解腰椎间盘突出症只要注意保护，是可以预防和控制的。

2）生活和工作中注意劳逸姿势，避免久坐、弯腰、闪挫、受凉，注意腰部保暖，睡硬板床。

3）生活规律，饮食以补肾、补钙、壮筋骨为原则，如水果、蔬菜、豆类、奶制品、瘦肉、鱼虾。

4）建立对疾病治疗的信心，使患者对疾病有正确的认识，避免情志影响。

5）坚持做腰部的各种功能锻炼，制订出锻炼计划，要循序渐进，避免强行活动，围腰不宜常带，以防止肌肉萎缩。

6）患病期在医师指导下服药及进行腰椎间盘突出症的治疗，遵医嘱按时到医院复查。

在此提醒腰椎间盘突出症患者，一定要坚持腰椎间盘突出症的治疗，并且要选择正规的专业医院进行治疗，避免上当受骗。

2. 腰椎间盘突出症患者如何干家务?

腰椎间盘突出是常见的老年疾病，但近年来，腰椎间盘突出症呈年轻化趋势，久坐不动人群备受腰椎间盘突出症威胁。专家表示，腰椎间盘突出患者日常做家务要注意减轻腰部负担，干家务要劳逸结合。具体方法如下:

1）洗小件物品及淘米、洗菜时，最好不要将盆直接放在地上，或放在太低的位置，而应放在不必过度弯腰的高度，这样可以避免腰部过度弯曲，减少腰部的负担。

2）择菜时，应放在一个高度适当的台子上或坐在一个高低合适的凳子上择菜，以避免腰部的过度向前屈曲。

3）切菜、切肉时，应该放在一个高度适当的台子上，切物品时应保持脊柱正直，不要左右歪斜、东倚西靠，尽可能不弯曲腰部。

4）晾晒衣服或擦高处玻璃等活动时，应在脚下垫个矮凳，因为如果晾衣绳较高或擦高处玻璃时，势必要采取跷脚伸腰的姿势，使腰部的后伸加大，易造成腰痛，如站在矮凳上则可避免。

5）扫地、拖地时，应将笤帚或拖布的把加长，以避免过度弯曲腰部，造成腰肌的劳损。如居室面积过大，可分几次打扫，在间隔时间内可适当活动一下腰部，避免腰痛。

另外做家务也要有计划，不要常集中在某一天突击劳动，这种做法是不可取的，干家务要劳逸结合。

3.腰椎间盘突出症患者外出时的注意事项

当然，一般情况下腰椎间盘突出症患者是不建议外出长途旅行的，如果必须外出时，应当对自己脆弱的腰椎充分加以保护，避免病情的加重或复发。

1）应当佩戴腰围，这样可以加强对腰部的保护和支撑作用，可有效地避免腰部再次出现扭伤。

2）在秋冬两季外出期间，注意保暖、防寒、防潮，尤其应当注意腰背部及下肢的保暖。

3）坐车时应避免颠簸和长时间固定于某种姿势，这些都可以导致腰背肌出现疲劳而加重腰腿痛症状，要注意经常调整身体的姿势，适当时候站起来活动活动腰部，每隔一段时间都应进行腰背肌的前屈、后伸、旋转运动，防止肌肉持续某一姿势后的劳损、痉挛。

4）必须提高对疾病复发或加重的警惕性，如在外出期间出现腰部不适感或症状明显加重时，应及时到当地医院进行诊治，千万不可因"办正事"而延误病情的治疗。

4. 腰椎间盘突出症患者在天气变化时的注意事项

1）热水袋外敷：腰椎间盘突出症后期腿痛症状减轻后，往往有腰痛、腰酸、腰软的感觉，阴雨天加重，这时可用热水袋外敷，以缓解疼痛，消除疲劳。由受凉引起疼痛时也可用本法。注意水的温度不要过热，以免烫伤皮肤。

2）铁砂加醋外敷：工业车床下脚料铁砂和食醋混合后可发生化学反应产生热量，包裹起来后外敷局部，能温经散寒，祛瘀镇痛，适用于受凉后症状加重的患者。

3）电吹风外用：开动电吹风的强档，用热风吹拂腰腿疼痛、麻木的部位，家属可将手放在吹风部位，测试温度，防止过热烫伤。每次15~20分钟，一日2次。

4）粗盐粒炒热外敷：粗盐粒热容量高，在铁锅内炒热后用布包好，热敷局部，以温热为度。有热敷散寒、通经活络、祛瘀散结的功效。

5. 腰椎间盘突出伴肌肉萎缩患者的护理方法

腰椎间盘突出患者早期出现腰腿部疼痛，严重者造成肌肉萎缩，伴有肌肉萎缩患者的护理方法如下：

（1）保持乐观愉快的情绪，劳逸结合

长期或者反复精神紧张、焦虑、烦躁、悲观等情绪变化，可使大脑皮质兴奋和抑制过程的平衡失调，使肌肉萎缩，所以患者应该保持乐观愉快的情绪，配合治疗，并且做到劳逸结合。

（2）合理调配饮食结构

肌肉萎缩患者需要高蛋白、高能量饮食补充营养，提供神经细胞和骨骼肌细胞重建所必需的物质，以增强肌力、增长肌肉，早期采用高蛋白、富含维生素、磷脂和微量元素的食物，并积极配合药膳，如山药、薏仁、莲子心、陈皮、太子参、百合等；中晚期患者，以高蛋白、高营养、富含能量的半流食和流食为主，并采用少食多餐的方式以维护患者营养及水电解质平衡。

（3）严格预防感冒和胃肠炎

腰椎间盘突出伴肌萎缩患者由于自身免疫功能低下，或者存在着某种免疫缺陷，患者感冒会使病情加重，病程延长。胃肠炎可导致肠道菌群功能紊乱，从而使肌肉萎缩患者肌力下降、病情反复或加重。由此可见，严格预防感冒和胃肠炎很重要。

 动动更健康

1.六方面锻炼，防治腰椎间盘突出症

防治腰椎间盘突出症的体育锻炼有很多，主要包括腰椎、骨盆、腰背部肌肉、腹部肌肉和下肢肌肉、平衡力六方面的锻炼，锻炼目的是增加脊柱骨盆这类看似坚硬的骨骼结构的柔韧度和平衡性；增加看似柔软的腰腹部及下肢肌肉的力量和反应速度，从而形成一个刚柔并济、灵活平衡的腰部整体；适应和调整腰部承受的压力和活动，使腰部保持良好的活动度、肌力、协调性与稳定性。

（1）腰椎功能锻炼

腰痛的原因复杂，主要是由于慢性腰肌劳损和腰骶椎退行性变导致腰椎失稳，小关节产生错位，椎体之间挤在一起，加上向后突出的椎间盘、皱缩突起的黄韧带等都导致了椎间孔截面积的减小，使神经根受到卡压而出现相应的临床症状。有学者认为腰痛主要是由于负责脊柱稳定肌群的运动控制出现异常。所以应当加强脊柱稳定肌群的锻炼。

1）退着走："退着走"有些类似太极拳中的"倒撵猴"动作，就是连续地向后退着走路。慢性腰痛在很大程度上是由于腰部的肌肉力量、韧带强度不够，腰椎的稳定性差引起的。进行"退着走"的锻炼能增强腰背肌群的力量，加强腰椎的稳定性及灵活性；而且退着走时，腰部肌肉有节律地收缩和放松，可使腰部血液循环得以改善，有助于腰部组织新陈代谢的提高。具体的方法有以下两种：①叉腰式：预备姿势：直立，挺胸抬头，双目平视，双手叉腰，拇指在后，其余四指在前。动作：退着走时先从左侧开始，左腿尽量后抬，向后退出，身体重心后移。先左前脚掌落地，随后全脚着地。重心移至左腿后再换右腿，左右腿交替退着走。②摆臂式：预备姿势：直立，挺胸抬头，双目平视，双臂自然下垂。动作：双腿动作同叉腰式，退着走时双臂配合双腿的动作进行前后摆动。"退着走"一般可每日早晚进行2次，每次20分钟。选择的场地要平坦、无障

碍物，锻炼时要尽可能挺胸并尽量后抬大腿。

"退着走"动作简单，掌握容易，中老年人也可以采用。但要注意以下几点：疾病发作期不主张"退着走"运动疗法；"退着走"期间要有人监视，谨防摔倒；步速不宜太快；为了安全可采取结伴而行的办法，一人往前走，另一人倒步走，两人交替轮换，互相照应；倒步走的速度和运动量建议循序渐进，开始时以每分钟60步为佳，以后再逐渐加快。腰痛的患者脉搏应控制在比自己安静时增加10次左右为最好。

2）爬行法：爬行锻炼的方法是对脊椎较好的保健方法，既简便又安全，也不需要任何器械。方法是俯趴在地板上或垫子上，像婴儿那样在上面爬行。可以向前爬，还可以向后、向左、向右爬或转圈爬，使腰背脊柱两侧肌肉得到锻炼，另外，还可学习军人匍匐前进的动作。

3）伸筋法（伸懒腰）：伸筋法，又称伸懒腰，可于每日起床前，仰卧在床上，用双手扒住床头，用力向下伸，并同时绷直脚面，然后再用力钩脚尖而伸脚跟，使脊背部充分得到伸拉，将椎骨之间的空隙充分拉宽，反复若干次。也可坐在床上，双腿伸直，上体前屈，双手用力前伸，尽可能最大幅度地伸拉腰背，使脊椎充分得到拉伸。

4）快步走：较快速度的走路，对于脊椎功能锻炼、促进心血管系统的活力、提高呼吸肌的功能、降低血液中胆固醇的含量、避免高血压的发生，都有良好的作用。快速步行与平时走路不同，对速度、持续时间以及步频都有一定的要求。时间一般要持续半小时左右，速度以每分钟120步左右为宜。快速步行时，身体要略向前倾斜，双臂自然下垂，协调地前后摆动于身体两侧。全身要着力于脚掌前部，步态要均匀、沉稳而有节奏。进行快速步行锻炼时，体质较强的可在步行中结合慢跑；而体弱者则应循序渐进地由慢速逐渐到快速，距离由短到长。

5）放风筝：放风筝时，挺胸抬头，"左顾右盼"，可以保持颈椎、脊柱的肌张力，保持韧带的弹性和脊椎关节的灵活性，有利于增强骨质代谢，增强颈椎、脊柱的代偿功能，既不损伤椎体，又可预防椎骨和韧带的退化。放风筝又是一项综合性的体育运动。有跑有停，有进有退，或坐或立，要求躯干、四肢动作协调、连贯、自然，几乎全身的骨骼和肌肉都要参与。经常放风筝，可使手脚灵活，思维敏捷。另外，在宽敞开阔的场地放风筝是最好的空气浴，在风和日丽的大自然中放风筝还是最好的日光浴。

6）游泳：腰背肌锻炼的最好方式是游泳。游泳可以利用水中的浮力来舒缓平时受压的关节，其中以腰部最为明显。游泳可以让全身的肌肉、关节、韧带得到锻炼，对脊椎产生良好的支撑和保护作用，使人的体型更健美。

（2）骨盆功能锻炼

盆腔运动操可以锻炼腹部、腰部和盆底肌肉的力量。对盆腔的适当活动，还有助于提高盆底肌肉的弹性、改善血液循环、提高骨盆底部的支持力，减轻盆腔炎、前列腺增生、子宫脱垂、痛经等病痛（图 13）。

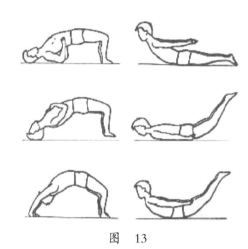

图　13

注意事项：

1）动作要保持自然舒服的呼吸节奏。

2）运动时要量力而行。

3）练盆腔操要有耐性。

4）不要在经期练盆腔运动操。

5）有心脑血管、腹腔恶性肿瘤、急性盆腔炎等疾病，应在治疗医师的指导下进行适当的活动。

五点式——仰卧位，屈膝 90°，以头、双肘、双脚后跟着床，尽力挺胸挺腹 3~5 秒，再缓慢放松。一起一落为 1 组，每次 20~30 组，每日 1 次，共锻炼 15 天。

三点式——仰卧位，屈膝 90°，双上肢交叉放于胸前，以头、双脚后跟着床，尽力挺胸挺腹 3~5 秒，再缓慢放松。一起一落为 1 组，每次 20~30 组，每日 1 次，共锻炼 15 天。

四点式——仰卧位，屈膝 90°，以双上肢向头顶方向伸举，双手及双脚着床，尽力挺胸挺腹 3~5 秒，再缓慢放松。一起一落为 1 组，每次 20~30 组，每日 1 次，共锻炼 15 天。

五点法完成良好者，可改三点法或四点法。部分肥胖或肌肉力量较差者难以行三点法训练，则坚持做五点法而不必改。

慢泳式：俯卧，手臂沿着耳侧向前伸展，双腿平行向后延长，与坐骨在一条直线上。前额落在地板上，头部、颈部和脊柱成一条直线。吸气，呼气，抬起不同侧的手臂和腿，尽量伸展向两个方向。吸气，将手臂和腿放下。呼气，换手臂和腿。吸气，放下。确保骨盆和肩胛骨保持水平。每次做 10~15 组呼吸。

立式骨盆锻炼：站立，两腿微叉、收缩臀部肌肉，使肛门相挟形成大腿部靠拢，膝部外转，然后扭腰和提肛交替运动，可有效锻炼腰肌和骨盆肌肌肉群。

卧式骨盆锻炼：仰卧，臀部放床缘，双腿挺直伸出悬空，两手把住床沿，然后双腿合拢慢慢向上举并向上身靠拢，当双腿举到身躯上方时，双手挟住双腿，使之靠向腹部，最后慢慢放下腿，恢复原来姿势。如此反复多次，并坚持锻炼，将收到良好的效果。

站立下蹲：取站立位，连续做下蹲动作，每分钟做 20 次。然后静坐提肛 20 次。可有效加强尿道括约肌和骨盆底肌肉锻炼。早晚各做 1 次，每次练习 10~20 分钟。

盘腿坐：盘腿坐在地上，上身挺直，双手提住双脚并在一起，同时收缩骨盆底肌，整个身体左右摇摆 30~45 次。

卧位收腹提臀：平躺在床上，在肩、头部下端垫一枕头，双腿分开。练习时可用双手向内拉紧尿道与肛门之间的肌肉，并做收腹提臀动作，每次动作要稍用力，持续收缩动作 5~8 秒钟后放松，连续做 8~12 次，每天早晚各 1 次。

卧位抬臀挺胸：取仰卧位，屈膝收腿呈 90°，同时两手伸直水平放在体侧。做抬臀挺胸向上动作并保持静止 5~10 秒钟后，放下还原。反复练习 10~15 次。

跳舞：伴随音乐而起的优美舞姿不仅能愉悦身心、锻炼协调性、培养气质，而且变化多姿的舞步还可以让你的盆腔、腹腔肌得到改善，平时锻炼不到的盆底韧带也能在舞蹈中得到有效锻炼，从而对生殖系统有利，可以起到预防妇科疾病的效果。建议选择交谊舞这样相对缓和的舞种，每次跳舞时间不超过 30 分钟，以免对下肢造成磨损。

（3）腰背部肌肉功能锻炼

近年来，汽车以惊人的速度得到了普及。自此以后，生活中步行的情况少之又少。过去没有车的时候，买菜去菜场，买肉去肉店，一天要跑许多店铺买东西，而现在只需一周去一次或两次超级市场就够了。不仅仅是交通工具越来越发达，还有大楼中的电梯、升降梯，使得我们现代人变得几乎不怎么步行了。步行看上去算不上什么运动，但腿部与腰部肌肉左右交互反复放松和紧张，这样不知不觉中就锻炼了肌肉力量。步行的逐渐减少导致了我们的肌肉力量变得越来越弱。如果是肌肉有力量的人，稍微劳累或运动一下是不会伤腰的，可对肌肉力量较弱的人而言，即使是在椅子上坐着干活，腰所承受的负担也是相当大的。

配合腰背肌功能锻炼，可以加强腰背部肌肉力量，恢复肌肉韧带弹性，增强腰部的稳定性。腰部肌肉可分为背伸肌、前屈肌、侧屈肌及旋肌，在不同的收缩组合时，各肌肉功能相互协调以保证肌肉充分发挥作用。

腰背部肌肉功能锻炼体操

腰部肌肉锻炼的办法中，"小燕飞"和"五点支撑"是最基本的。年纪大的人，包括椎管狭窄的老年人都可以做，游泳和一些其他活动也能锻炼腰部肌肉。这两个方法在晚上躺在床上也可以做，比较方便。做的时候会感觉到腰背肌有点儿紧。刚开始练时可以做五六下，不要太累，感觉到有点酸了就停止。但如果做完都没有一点儿感觉，那说明锻炼的量不够，可以逐渐加量做。

"小燕飞"操——俯卧位，以腹部为支撑点，缓缓用力，将头和躯干后仰、双上肢伸直举起、双下肢伸直举起，整个身体绷紧向背部翘起，像张开的弓一样。保持这个姿势 3~5 秒，再缓慢放松。循环做 10~15 个，完成一次锻炼。

"五点支撑"操——仰卧位，屈膝 90°，以头、双肘、双脚后跟着床，尽力挺胸挺腹 3~5 秒，再缓慢放松。

"三点支撑"操——仰卧位，屈膝 90°，双上肢交叉放于胸前，以头、双脚后跟着床，尽力挺胸挺腹 3~5 秒，再缓慢放松。

俯卧两头起：主要是从斜线角度上锻炼腰部，有些像自由泳时手脚的配合（左手右脚、右手左脚）来保持身体平衡。

目标锻炼部位：竖脊肌（腰或背），也能锻炼到臀大肌

动作要领：

1）俯卧，伸展身体，双腿和双臂向四周充分伸展。拉长脊骨，伸展手臂，肩膀和双腿微离开地面。

2）腹部和臀部收紧，保持颈部、脊柱成一条直线不动，慢慢抬高左手和右腿，还原至水平线，换右手和左腿抬高，始终保持双腿及双手不落地锻炼后背肌群、臀部。

注意事项：

1）这个动作不能利用爆发力来做，而要慢慢地让腹部肌肉发力带动手臂和腿上抬。

2）此外，也要注意头部不要使劲向后仰，而是要跟随上半身一起抬起。

山羊挺身：它是初学者在练习腰部力量的最佳选择，这一动作负荷比较小，腰部不容易受伤。

目标锻炼部位：竖脊肌（腰或背）（见图 14）

动作要领：

1）起始姿势：俯伏在长凳（或垫子、球）上，让上身前滑，直到小腹贴在凳边。向前屈体，让上体直向下垂。让一同伴压住或坐在小腿上。两手交叉放在胸前。

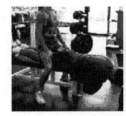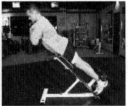

图　14

2）上体尽量向上挺，到最高点时，静止一秒钟。然后慢慢回复。注意身体下落的时候要慢一点，时间为 2 秒钟，下到最低点，身体起来的时候，要快一点，尽量在 1 秒内。一组里面要尽可能保持慢下快起的频率。

3）呼吸方法：上体挺起时吸气，前屈时呼气。

注意事项：

1）在进行山羊挺身练习后，一定要进行有效的放松，方式是下腰，双腿并拢，不要弯曲，身体尽量贴至双腿，保持 10~20 秒。这样不仅可以提高身体核心部位的灵活性，还可以减少乳酸堆积到腰部，否则第二天的工作会因腰部的酸疼受到影响。

2）向上挺身时应尽力收缩骶棘肌，动作不要过快。

3）在动作过程中，腰背部必须始终挺直，不准松腰含胸弓背；上体前屈时，尽量慢些，切忌突然快速屈体，防止腰背部肌肉拉伤。

4）山羊挺身这个动作练习腰部强度一般不会很大，如果腰部酸了，自然身体就起不来了，不用担心安全问题。

5）器械上类似动作

负重躬身：根据是否屈膝分为直腿和屈腿两种情形。屈腿躬身锻炼重心在后腰竖脊肌和臀大肌，而直腿躬身锻炼重心在大腿的股二头肌。本书主要介绍杠铃屈腿负重躬身。

目标锻炼部位：竖脊肌（腰或背），也能锻炼臀大肌

动作要领：

1）两脚持铃置于颈后肩上，挺胸、收腹、紧腰，两手必须托牢杠铃。

2）吸气，上体向前慢慢弯下，至腰背部与地面平行为止，这时臀部应向后移，使身体重心处于脚跟后方，稍停 3~4 秒；再以腰背肌肉的力量，挺身起立还原，还原后再自然呼吸；重复练习。动作过程中两腿微屈膝盖。

3）呼吸方法：向前屈体时吸气，挺起时呼气。

注意事项：

1）躬身对于初学者可以不负重，当适应动作以及腰部力量增加后，再适当负重。

2）在动作过程中，腰背部必须始终挺直，不准松腰含胸弓背；上体前屈时，尽量慢些，切忌突然快速屈体，防止腰背部肌肉拉伤。

3）动作过程中微屈膝盖，使重量负荷集中锻炼后腰竖脊肌和臀大肌，如果直腿锻炼重心则落在大腿的股二头肌。这就是二者的区别，也是锻炼的关键，可以锻炼时仔细体会。

旱地划船：如果时常感觉腰疼以及臀部外侧疼痛，可以练习"旱地划船"，方法是模拟站立划船的姿势，站立时身体向前倾，两臂前伸并平行于地面，双手握拳，之后用力向后拉，两肘用力同时挤向肩背部。这一过程要保持身体前倾的姿势。此外，还可以尝试两手用力夹向后背。每个动作坚持 5 秒左右。

悬垂锻炼：悬垂时要放松腰部和下肢，使重量自然下垂，以达到牵拉的目的。悬垂的动作一定要缓慢而轻，避免因跳上跳下损伤腰椎。悬垂锻炼要逐渐增加运动量，并持之以恒。

注意事项：动作要轻柔，缓上慢下，尽量让家人在一旁协助保护。

伸腰锻炼：不适宜做悬垂锻炼者可做伸腰锻炼。双脚叉开与肩同宽，全身放松。随着双臂缓慢上举的同时用鼻缓缓吸气。双臂高举过头顶，眼看天，腰部向上直抻到最大限度，这时停片刻。然后，随双臂慢慢放下的同时用嘴慢慢呼气。照此法反复做 36 次，每日早晚各做一次，最好选择空气清新地方做伸腰运动。

注意事项：以自己能够承受的力量做，不要急着来，适应后可逐渐用劲。

拱腰锻炼：双手扶墙壁或其他物，身体与被扶物要有适当距离。双脚叉开与肩同宽，先稍用力以中等速度向前拱腰向后拱腰，做完前后方向的拱腰为一次，每日做两次，每次做 36 下。

注意事项：动作轻柔，力度适中。

多角度运动：如左右侧弯腰、前后大弯腰，左右转腰、晃腰等，每项各做 36 下，每日做两次。

注意事项：动作轻柔舒缓，幅度不宜过大。

下蹲锻炼：两脚叉开与肩同宽，双手平举，缓慢深蹲，脚尖着地，脚跟抬起。下蹲要到位，初练下蹲可扶墙等物半蹲，逐渐增加下蹲次数，逐渐做到深蹲。每日做两次，每次下蹲 36 次。

注意事项：动作轻柔，下蹲要慢，防止摔倒。

腰部后伸：有统计数据表明，腰椎每天前屈高达 3000~5000 次，但后伸的动作很少。同时，现代人在工作中常常处于前屈坐位，这个体位使腰椎长期处于屈曲位，长此以往，会造成腰椎间盘应力的不平衡，腰椎后韧带过度牵伸，从而引起腰痛。双臂置于腰部，双脚叉开与肩同宽，全身放松，在腰部向上直抻的同时腰背向后抻 36 次，每日做两次。另外仰卧法亦可做腰后伸练习，双臂将上半身尽量撑起，下半身贴床，使腰部尽量后伸，反复做这一动作 36 次。

注意事项：动作轻柔，防止摔倒。

（4）腹部肌肉功能锻炼

1）屈腿仰卧起坐：平躺，双手抱头，屈髋屈膝 90°，吸气双肩离地，双腿屈膝上抬靠近头部，全向蜷缩，动作完成时呼气。此动作主要锻炼腹直肌。

2）屈膝仰卧起坐：屈膝平卧，双足着地，两手抱头，吸气，屈身将躯干抬起，动作完成时呼气，身体返回起始位置，不要停歇，接着做下一次动作。

3）体操梯仰卧起坐：双脚勾住体操梯，双手抱头，屈髋屈膝 90°，吸气，屈身尽可能抬高背部，动作完成时呼气。此动作集中锻炼腹直肌，对腹内斜肌和腹外斜肌也有锻炼作用。

4）健身盘转体：手握扶柄站于转盘上，向一侧扭转髋部，动作过程中保持肩部固定，双膝微屈，控制身体的运动，此运动主要锻炼腹外斜肌和腹内斜肌。

5）坐姿屈腿上举：两肘置于肘部托垫上，腰部靠于腰部支撑垫，吸气，双腿屈上举，使大腿贴近胸部，腹肌收缩弓背，动作完成时呼气。

6）游泳：游泳时人体几乎是平躺于水中，盆腔感受到水的压力，腰腹肌乃至全身都会得到锻炼，而水中腹式呼吸对女性也很有好处。

7）打太极拳：太极可谓是中国的瑜伽，一招一式的动作同样对呼吸有着极高的要求，讲究呼吸调控的太极拳，同时又含有不少下蹲、转身等动作，能锻炼腹腔肌肉。与男性相比，女性朋友的肌肉能力较差，注意运动时一定要做好热身和自我保护。

（5）下肢肌肉功能锻炼

1）坐姿健身机直腿侧平举

坐姿健身机直腿侧平举的做法，坐于展肌训练机上，尽可能缓慢地分开两腿，回到起始位置并重复练习。如果健身机的坐位倾斜，此动作主要锻炼臀中肌；如果健身机的坐位直立，可锻炼臀大肌。

2）站姿拉力器直腿侧平举

站姿拉力器直腿侧平举动作锻炼臀大肌以及深部臀小肌和阔筋膜张肌颈后深蹲，做法如下：此动作与常规蹲相似，但是两腿应尽量分开，脚尖朝外，可以重点锻炼大腿内侧的肌肉，得到锻炼的肌肉包括股四头肌、臀肌、竖脊肌等。健身机腿内收拉的做法：两腿分开坐于训练机上，用力夹合双腿，缓慢返回到起始位置，此动作锻炼收肌（包括耻骨肌、长收肌、大收肌和股薄肌等），可采用比拉力器更大的训练负荷，但是运动范围将受到较大的限制。站立提踵的做法：背部挺直站立，双肩置于肩托下方，双脚前脚掌站在脚尖踏板上，脚后跟很低（足背屈），尽可能抬高脚后跟（足跖肌），同时保持双膝伸直。单腿站立提踵的做法：单腿站立，即一只脚的前脚掌站大脚尖踏板上，同侧手持哑铃，另侧手掌扶训练机，在运动过程中保持身体平衡。骑驴提踵的做法：双脚前脚掌站在踏板上，伸直小腿并俯身，使躯干与地面平行，前臂置于训练机前部支撑架上，骨盆部紧贴于训练机起降台的下面，使脚后跟下降低于脚趾至最低限度（足背屈）。

3）臀肌训练技术和技巧

在健美赛场上，股二头肌和臀大肌永远是一流与二流运动员的分水岭。而糟糕的股二头肌和臀大肌也是很多运动员在赛场上始终不能获得好成绩的重要原因。这里向你展示奥林匹亚先生健美训练中锻炼股二头肌和臀大肌的"独门秘技"。

在 2008 年和 2009 年的奥林匹亚先生健美大赛上，面对咄咄逼人的新秀与自己拉伤的肌肉，老将托尼·弗里曼连续两次杀进前十名。这与他非常重视臀大肌和股二头肌的训练是分不开的。

托尼弗里曼：虽然已经 43 岁了，弗里曼还是保持着不断学习的良好心态，这使他的下半身肌肉逐渐变成了最具杀伤力的武器。现在，他将把自己的"独门秘技传"授给你。

训练股二头肌和臀大肌的时候，不要让你的腰部和股四头肌分担太多的训练负荷，一定要把训练焦点集中在目标肌肉群上。负重量如果太大，就很容易把训练焦点分散到辅助肌肉群上去。你选择的重量，应该确保自己能用严格规范的标准，完成训练动作。学会放松臀部肌肉，以确保在做深蹲、跪姿屈腿后伸以及箭步蹲等动作时，不受伤。所有这些训练动作都能锻炼到臀大肌，因此，确保充分热身很重要。

杰弗逊深蹲

1）把杠铃放在地板上（具体使用多大的重量，取决于自己的感觉，而不是必须要求自己使用占最大负重量多少百分比的重量）。

2）双腿跨在杠铃杆中央。

3）双手间距为 38~51 厘米，双手分别在身体前方和后方握住杠铃杆。

4）双脚分开与肩同宽，脚尖朝外，身体直立，做 8~12 次。

5）在两组之间，交替改变前后腿的位置。

6）重复进行。

跪姿腿屈伸

1）在腿弯举机前方的地板上铺一个垫子。

2）双膝跪在垫子上，俯身把双手也放在地板上，向后抬起一条腿，把脚抵在腿弯举机的海绵筒上。

3）用股四头肌和臀大肌的力量把腿向后伸，做 15~25 次。

4）做完一条腿之后，换另一条腿进行。

5）重复进行。

俯卧哑铃腿弯举

1）仰卧在长凳上。

2）训练搭档把一个哑铃放在你的双腿之间，用双脚夹住哑铃。

3）双手握紧长凳，以保持身体平衡。

4）缓慢地把腿往下放，直到小腿与地面平行。

5）在动作的最低点暂停片刻，然后，返回起始位置。

俯卧直腿上摆：上挺起双腿来锻炼臀部肌群。

目标锻炼部位：臀大肌

动作要领：

1）俯伏在长凳上，或者山羊高凳上，两手抱握器械两侧。

2）然后使直立双腿交替（或同时）向上摆起，直至最高位，静止 1 秒钟；然后慢慢恢复还原，重复。

注意事项：

1）双腿绷直尽量向上摆起到最高点时，主动利用臀大肌收缩力量，而不是靠惯性来挺起身体下部分，这样达不到锻炼臀大肌的效果。

2）身体下落的时候要慢一点，时间为 2 秒钟下到最低点，身体起来的时候，要快一点，尽量在 1 秒内。1 组里面要尽可能保持慢下快起的频率。

3）为增大抗力，还可腿夹哑铃片来负重，当然专用器械就更方便。

站姿直腿上摆：背对腿弯举机站立，做出类似驴踢的动作。也可以用拉力器做，来锻炼臀部肌群。

这个动作很早就被用来有效地锻炼短跑运动员的爆发力。在体育比赛中，臀部永远不嫌太强壮。臀部越强壮，短跑时它就越能够有力地收缩，保护腰部、膝、腘绳肌、腹股沟，以获得更强的爆发力和短跑速度。

目标锻炼部位：臀大肌

动作要领：

1）面向拉力线方向站立，踝部系缚拉力器负重，脚后跟处是力点。

2）练习腿稍悬空受力，保持全腿伸直，臀大肌用力后抬腿至能达到的极限，彻底收紧臀大肌约 1 秒钟，退让性还原。

注意事项：

1）动作过程中杜绝前俯后仰等多余动作。

2）拉力类动作由于目标肌群与受力部位相隔较远，且跨越关节，因而此类动作的负重必须恰到好处，以中小强度为主，否则有可能造成练习部位受力程度降低，或难以规范动作。

坐姿髋外展：和坐姿夹腿是相对应的动作，只是锻炼部位不一样，健身房一般有能锻炼两种动作的一体机。

目标锻炼部位：髋外展肌（臀中肌、臀小肌等）

动作要领：

1）在腿外展训练机上就座，脚踏踏板。调整大腿挡板的位置，使之紧靠大腿外侧。

2）双腿用力向外尽可能打开，保持 1~2 秒。

3）然后双腿在重量的拉动下自然收紧，双腿收紧后不要停顿，立即开始外展双腿，进行下次动作。

注意事项：

1）运作过程中只要将动作意念集中于目标肌上，就能达到动作的技术要求。

2）髋外展和夹腿是相对应的动作，锻炼部位不一样，可以通过一体机（调整两侧挡板方向即可）来分别锻炼，注意区别。

站姿髋外展：也称为站姿直腿侧平举，一般用绳索拉力器外侧拉引来实现，很多健身房也有专用的腿侧展训练器。

目标锻炼部位：髋外展肌（臀中肌、臀小肌等）

动作要领：

1）踝部缚拉力器负重，异侧手扶固定物侧向受力点方向站立，支撑腿用力并以脚抓紧地面维持身体稳定。

2）练习腿由支撑腿前启动，臀中肌发力向侧方拉动拉力器至练习腿与支撑腿夹角约 30°，约停 1 秒钟，充分体察臀中肌的顶峰收缩，同时感受来自腿部的肌肉收缩状态，而后缓慢地退让性还原。

注意事项：

1）动作过程中必须始终保持身体直立、挺胸收腹及目标腿的伸直状态，防止身体左右倾倒。

2）该动作还可在专用腿侧展训练器上进行。

3）不负重的简单练习。

仰卧桥式挺臀：锻炼涉及臀部肌群、大腿腘绳肌（即股后肌群）、腹肌，但主要锻炼臀大肌。

目标锻炼部位：臀大肌

动作要领：

1）准备姿势：仰卧平躺在地板上（或瑜伽垫上），屈膝，并拢，双脚掌着地。

2）呼气，保持腹肌处于收缩状态，收缩臀大肌，并向上挺起臀部，直到膝盖、臀部、肩在一条直线上，动作过程保持脚掌着地不变化，停留 1~2 秒；吸气，慢慢恢复到原位，重复。

3）进阶水平：可以单脚着地做这个动作，你会得到不一样的、更深的刺激。

注意事项：

1）上挺臀部时，尽量避免弓腰部，这样造成身体重心转移，而不是锻炼臀大肌。

2）整个动作过程中，保持腹肌处于收缩状态。

3）每次动作之间，放下臀部时不要让其着地，持续保持臀部紧张状态。

4）初学者不要负重，熟练后力量增加时可以考虑负重，达到较高水平可以用杠铃。

跪姿屈膝抬腿：动作简便易行，效果良好，在有氧健身训练中非常流行。

目标锻炼部位：臀大肌

动作要领：

1）跪撑于地，双肘及双手着地，前臂伸直。

2）一腿屈膝于胸前，将另一腿向后伸，直至髋部充分伸展。

3）停留 2 秒，复原，重复以上动作。

注意事项：

1）如果将小腿伸直，可使腘绳肌和臀肌得到锻炼；如果保持屈膝，就只能锻炼臀肌。

2）在肌肉伸展终末，可增加或限制动作的幅度，可在动作终末肌肉最大限度收缩时维持几秒钟。

3）要得到更大的训练强度，可在踝部捆扎沙袋。

跪撑举臂抬腿：锻炼涉及臀部、腹部、腰部，但主要用来锻炼臀部。和跪姿屈膝抬腿有部分类似，经常被有氧操课选用。跪撑举臂抬腿是一个较为综合的锻炼方法，锻炼涉及臀部、腹部、腰部，但主要用来锻炼臀部。

目标锻炼部位：臀大肌

动作要领：

1）跪撑在垫子上，膝盖与臀同宽。

2）慢慢向上抬起伸直的左手臂，同时上抬右腿，尽可能达到最高的位置，停留 2 秒，放下，重复。动作过程中尽量保持头部到臀部的躯干接近平行地面，保持稳定，腹部紧张，不要弓身。

3）可以单边做完左手（配合右腿）一组，再换另一边右手（配合左腿）一组；也可在一组中交替轮换做。

注意事项：

1）动作过程中，保持腹肌收缩状态，避免弓身，以免影响臀部用力。

2）为增加难度，可在手腕和脚踝绑上负重沙袋。

直腿抬高练习：配合直腿抬高训练，可以防止发炎神经与周围瘢痕形成粘连，从而可以有效缓解腰腿部疼痛。患者取平卧位，尽量上抬一侧下肢，维持 3~5 秒后缓慢放下，换另一侧下肢直腿抬高，一起一落为 1 组。每次 10~30 组，每日 3 次，共锻炼 15 天。

干洗腿：用双手先抱紧一侧大腿根，稍用力从大腿根向下按摩，一直到足踝。然后，再从足踝往回摩擦到大腿根。用同样方法再摩擦另一条腿，重复数遍。此法可使关节灵活，腿肌与步行能力增强，可预防下肢静脉曲张、下肢水肿和肌肉萎缩等。

甩腿：一只手扶树或扶墙，先向前甩动小腿，使脚尖向前向上翘起，然后向后甩动，将脚尖用力向后，脚面绷直，腿亦伸直。在甩腿时，上身正直，两腿交换各甩数十次。此法可预防半身不遂、下肢萎缩软弱无力或麻痛、小腿抽筋等。

揉腿肚：以两手掌夹紧一侧小腿肚，旋转揉动，每次揉动 20 次，然后用同法揉动另一只腿。此法能疏通血脉，加强腿力。

（6）提高平衡力

金鸡独立：睁眼或闭眼，双手叉腰，一腿弯曲，一腿站立尽可能长的时间。也可以两腿轮流做单腿跳跃，以增强腿部力量。每天早晚各跳 10 分钟（每次跳 20 个，两次之间休息 30 秒）。

"不倒翁"：挺直站立，前后晃动身体，脚尖与脚跟循环着地以锻炼下肢肌肉，达到控制重心的目的。

坐立练习：站在椅子前反复缓慢起立坐下，坐立练习时可以将一个纸盘放在头顶上，尽量保持不掉下，以增强平衡性。

沿直线行走：画一条直线，向前迈步时，把前脚的脚后跟紧贴后脚的脚趾前进，步行的轨迹尽量和直线重合。再向前行走 10~20 步后，把身子转过来按照同样的方式走回去。行走时，可以将一个纸盘放在头顶上，尽量保持不掉下，以增强平衡性。

侧身走：俗称"蟹步"，顾名思义，就是像螃蟹一样横着走。

踢毽运动：是我国独有的民间传统体育项目，适合各年龄段的人群，男女皆宜。俗话说："人老先老腿，树枯根先竭"。中老年人适度踢毽，有舒筋活血、延年益寿的功效。踢毽对于青少年可以提高身体的柔韧性、灵敏性、协调性、耐久性、平衡性、力量性等都有很大的益处。即使是体弱多病的人，也可适量踢毽，有助于恢复健康与增强体质。人们在紧张的学习、工作之余都非常希望能参加一种随心所欲的体育活动，在众多的体育项目中，踢毽子被列为"方便体育活动"之首。因为踢毽运动所需的场地不大，也不受时间、场地限制，时间可长可短，场地可大可小，完全可以自由控制。

踢毽的基本技术：多种多样，一般有平踢、盘踢、悬踢、磕踢、拐踢、绷踢。

踢毽的益处：

1）增强体质。相对跑步，踢毽子更有趣味，可以让人们心情愉快地投入到运动中去，从而获得运动的乐趣与身心的愉悦。踢毽子对呼吸系统、心血管系统、人体的肌肉系统都会产生积极的影响，增加身体这些部位的功能，从而增强体质。

2）消除孤独感。单人踢毽，可以锻炼自制力和耐力；双人踢毽，可以增强家庭的亲和力，增进感情；多人踢毽，可培养团结友好的社交能力。

3）协调身体。踢毽时，大多是单腿支撑，有利于保持身体平衡，起到健身的作用。

4）减肥消脂。踢毽子是全身运动，毽子上下翻飞，让你全神贯注，呼吸加快，心率会达到每分钟150次以上，只一会儿工夫就会汗流浃背，减肥效果相当好。坚持长期地踢毽子，对消除肥胖、防止肥胖体型的形成，有明显的效果。

5）锻炼肌肉。踢毽子时骨骼肌收缩和放松频繁，加强了肌肉内部的新陈代谢过程，可提高肌肉的收缩速度和协调性，也可使肌肉增强耐久力。

6）预防痔疮。由于踢毽子要求身体在单脚支撑的情况下保持身体的平衡，单腿支撑时身体的盆底肌要积极收缩参与工作来维持身体的平衡。平时我们很少有机会运动这部分肌肉，踢毽子时盆底肌收缩挤压对肛门起到了一种积极的按摩作用，并客观上促进了肛门静脉的回流，最终实现了预防痔疮的积极效果。

7）延缓脚部衰老。脚是离心脏最远、位置最低、供血不足的部位，所以也是人体中最易开始老化的部位。踢毽子可以充分活动下肢，能够延缓腿部衰老。从中医学角度讲，足踝部有60多个穴位，占全身穴位的1/10。踢毽子可以进行足部按摩，改善循环系统，开启延缓衰老的密码。

8）促进消化吸收。踢毽子需要积极的移动身体的重心，有时还会有上身的腾空动作，这对身体的内脏器官会有积极的按摩作用，可以促进内脏器官的血液循环，增加了肠的蠕动，促进对食物的消化吸收。

2. 适合腰椎间盘突出症患者的运动方式

腰椎间盘突出症发生后，除了要积极的接受正规的治疗，日常生活中的正确保健也会对疾病的恢复起到积极的作用，但是都有哪些方法适合于腰椎间盘突出症患者锻炼呢？这是很多腰椎间盘突出症患者所不知道的。

对于腰椎间盘突出症的患者来说，是否能进行体育运动，要视患者的病情来决定。一般来说，在腰椎间盘突出症急性发作期，一定要卧硬板床休息，并采取适当的治疗，绝对禁止进行体育运动。在腰椎间盘突出症的急性发作缓解期或已经缓解仅有轻微症状的患者，可适当参加体育运动，但要缓慢地进行运动并适当控制运动量，循序渐进。切忌突然地、剧烈地运动，且要对运动项目进行选择，初期应选择腰部活动和负荷相对少一些的运动项目，并在运动时采取佩戴宽腰带或腰围等保护措施。只要是腰椎间盘突出症的症状加重，就必须休息，待症状好转后方可再进行体育运动，切不可盲目坚持活动。总之，腰椎间盘突出症患者适当地进行一些体育运动，不仅可增强腰部血液循环而起到缓解腰椎间盘突出症的作用，还可以加强腰背肌的力量，使腰椎稳定性增强，起到减少腰椎间盘突出症复发的作用。

1）倒走：倒走时重心向后移动，使骨盆前倾和腰椎前凸减轻，从而可以预防腰椎间盘突出症发生和缓解其症状。患者可选择比较宽阔的地方，自然地倒退走路。要求全身放松，两手自然摆动，双下肢交替摆动，以髋关节运动为主，膝关节尽量伸直。

2）游泳：在众多的体育运动项目中，游泳运动较为适合腰椎间盘突出症患者。但应注意运用正确的游泳姿势及游泳池水温不宜过低，并在游泳前要进行充分的准备活动，游泳的时间不宜过长，运动中有一定的时间间歇，以避免腰部过度疲劳。优点：

① 可锻炼腰背部肌肉。游泳时需凭借自身肢体的动作和水的相互作用协调完成，腰背部肌肉松弛交替有规律地进行，腰背肌肉力量得到很好锻炼。同时游泳时产生的波浪对腰背部肌肉也有一定的按摩作用。腰背肌得到充分锻炼后腰椎的稳定性也会相应增加。

② 能降低椎间盘承受的压力

游泳时人体脊柱由原来直立状态改为水平位，人体由于水的浮力托起，全身关节几乎处于不负重状态，脊柱负担大大减少，腰椎间盘承受的压力随之降低。

③ 可改善腰部血液循环

水温的刺激和全身的运动可以使血液循环加快，促进新陈代谢，有助于腰椎部血液供应的改善。

蛙泳为首选游泳姿势，可以充分发挥手臂和腿的推进作用，蛙泳的动作较为温和，对于腰椎间盘突出患者有很好的锻炼作用。每星期游泳 2~3 次，每次运动时间最好为 30~60 分钟，运动期间要适当休息，患者不能急于求成，运动量应由少到多，循序渐进，不要太累，坚持 6~12 个月之后会有较好的效果。游泳前应做充分的准备活动，同时要注意水温，注意保暖。

3）骑自行车：骑自行车不仅和游泳、跑步、跳绳起着同样的作用，对加强身体的平衡感也有很好的作用。锻炼用的自行车应选择骑上后身体自然舒展的普通型自行车，车座的高度以脚底能平稳着地为好。

3. 腰椎间盘突出症患者的自我保健操

动髋：仰卧，先以右腿向脚的前方猛然一伸，同时髋部向右一摆。再做左腿。动作要协调而有力，两腿交替做 20~30 次。

蹬腿：仰卧，尽量屈曲髋、膝关节，足背勾紧（背屈）。然后足跟用力向斜上方（约 45°）蹬出后，将大小腿肌肉绷紧，放下还原。两腿交替做 20~60 次。

昂胸：俯卧，用双手支撑在床上，先从头部后仰开始，同时支撑手渐渐撑起而把胸部向上昂起，最后使劲后仰，力度达到腰部为止。平伏休息，重复 5~10 次。

鱼跃：俯卧，两手放在腰部，把上身和两腿同时后伸抬起，做成弓状。注意膝部不要弯曲。尽量在这一姿势下维持一段时间，时间越长越好。

下腰和后伸：站立，两腿分开约肩宽，足尖向内。弹动性地向前弯腰，使手触地。然后复位再向后伸腰，也要弹动性地后伸到最大量。反复 5~10 次，病情好转后加大动作幅度，注意循序渐进。

椅子操：这是一种颈、胸、腰脊椎的伸展运动。做操时坐在椅子上，椅子要固定好，臀部紧贴椅背，向前弯腰、放松；然后张开上臂向后伸展脊柱，头颈后伸，当肩背部贴靠椅背时，头颈部的肌肉继续收缩后伸，同时用力扩胸两次。上述动作可以缓解肩背痛。动作完成以后，腹部向前挺起，臀部微微抬起，略微离开椅子面（即打挺动作），此动作主要锻炼腰背肌，治疗腰痛。头颈后伸要轻柔用力、缓慢伸展，1 分钟做 8~10 下，再慢慢弯腰放松，这样来回地做。每天练 2~3 次，每次 20~30 分钟，累了可以休息一会儿。白领工作 1 小时后，锻炼 3~5 分钟，能有效防治腰背痛。注意不能站着练，以免损伤椎间盘。

仰卧挺腹操：可晚上睡觉前和早上起床时做这项操，尤其适用于较肥胖的人。仰卧在床上，膝关节屈曲 90°，两肘屈曲支撑在身体两侧，然后用力慢慢向上挺肚子，直至臀部离开床面，逐渐加大幅度，然后慢慢地向下回落。休息片刻再重复上述动作。不要太快，每分钟做 10~15 次，做 5~10 分钟。如果每次能坚持做 20~30 分钟，一天做两次，会收到更好的效果。

4. 腰椎间盘突出症康复体操

1）五点式——仰卧位，双下肢伸直，以头、双肘、双脚后跟着床，尽力挺胸 3~5 秒，再缓慢放松。

2）半桥式——仰卧位，屈膝 90°，双上肢自然放松，将髋、腰、背部抬起到最大程度，停留 5~10 秒。

3）直腿抬高——仰卧位，双上肢放于身体两侧，双下肢交替尽量抬起到最大程度，停留 3~5 秒。

4）抬下肢——俯卧位，双上肢自然放松，健侧下肢伸直尽量抬起，停留 3~5 秒，慢慢放松，患侧做同样的动作。

 卧床休息很重要

1. 腰椎间盘突出症发作时——休息最重要！

所谓的腰椎间盘突出是因椎间盘变性，纤维环破裂，髓核突出刺激或压迫神经根、马尾神经所表现的一种综合征。当腰椎间盘突出症发作时，主要表现为腰腿疼痛和腰部及双下肢活动受阻。腰腿痛是最常见的症状之一，常常会给患者的生活和工作带来很大痛苦，严重时甚至还会造成残疾，令患者丧失劳动能力。虽然治疗方法很多，但在发作期最重要的缓解方法就是休息。

急性发作期——必须卧床

腰椎间盘突出症患者在急性发作期时，要绝对卧床休息，卧硬板床。即使疼痛期缓解后也要注意休息，避免活动或过于劳累，以免加重疼痛。

治疗期间——睡硬床休息

腰椎间盘突出症患者在患病治疗期间，要格外注意休息。同时，患者最好选用硬板床休息，这是腰椎间盘突出症患者最基本和必需的治疗措施，尤其是在患者发病初期和治疗期间，由于其关节韧带比较松弛，炎症较重，如果休息不好可能加重病情。

手术后重点治疗——休息

任何患者手术后都会卧床休息，然而对于腰椎间盘突出症患者来说，卧床休息是术后治疗的一个关键组成部分。

1）腰椎间盘突出症患者在手术后，最好睡在加了厚垫的硬板床上；

2）患者在卧床期间，翻身应该采用轴线翻身法，保持头、颈、躯干在一条直线上。

3）由家人或护士协助，肩膀和臀部要同时翻过去，腰部不能扭转，以免影响患者腰部肌肉韧带等的愈合。

4）患者卧床期间，需在床上解大小便，可使用尿壶和一次性尿布，尽量不要使用尿盆以免使臀部抬高，更不可离床下地大小便，对患处造成不必要的伤害。

2. 腰椎间盘突出症患者卧床休息的注意事项

腰椎间盘突出症患者应该都知道，发病后应绝对卧床休息1周左右，1周后可逐渐下床做一些轻微的活动。一般卧床休息3~4周即可见效，过分的卧床休息有时反而会导致神经根的粘连。但是，卧床休息也不是一个简单的事，腰椎间盘突出症患者卧床休息应该注意以下几个方面。

1）患者仰卧时，髋、膝关节应保持一定的屈曲位，利于忍受长时间疼痛。腰部可垫叠起的毛巾被，4~8层，以保持或矫正腰椎的生理曲度。

2）对症状较重的患者，卧床休息要求完全、持续和充分，床铺最好是硬板床，褥子薄厚、软硬应适度，床的高度要略高一点，最好能使患者刚坐起时，大腿平面与上身呈钝角，利于患者下床。

3）卧床休息中最难坚持的是在床上大、小便。如果患者不能接受平卧位大、小便，可以扶拐或由人搀扶下床去厕所。切忌在床上坐起大便，因为这时腰部过度前屈，椎间盘更易后突。

4）卧床休息期间应注意进行适当的运动。如俯卧位挺胸、后蹬腿等，动作要求轻柔、和缓而有节奏，运动量宜逐渐增加。

5）卧床休息期间饮食应注意多食用水果、蔬菜，少食用高脂肪、高蛋白等热量高的食物，保持排便通畅。

3. 腰椎间盘突出症患者如何选择正确的床?

专家表示：一般最简单的治疗腰椎间盘突出症的有效方法就是选择合适的床铺。床铺的种类很多，过软的床铺在人体重量压迫下可形成中间低，四边高的形态，很容易造成腰背部肌肉张力的增高，日久则导致局部肌肉、韧带平衡的失调，直接影响腰椎的生理曲线，使椎间盘受力不均。床是否软硬适中，要看在仰卧位时，是否能保持腰椎正常的生理前凸，侧卧时保持腰椎不侧弯，达到这两项才是一张舒适又不添病的床。对于症状较重的患者，床的高度要略高一点，利于患者下床。

从治疗腰椎间盘突出症的角度出发，选用木板床较为合适，但应将被褥铺垫得松软合适，这样才能在很大程度上维持腰椎的平衡状态。同时，北方农村的火炕也是一个很好的选择，冬季可以加温，既有抗寒作用，又有类似热疗的效果，有利于放松和缓解痉挛与疼痛的肌肉、关节，并可在一定程度上缓解腰椎病的症状。

4. 腰椎间盘突出症患者要讲究睡姿

腰椎间盘突出症是以腰椎痛为主的一种常见腰部疾患，一旦患病会给患者带来极大的病痛折磨。患腰椎间盘突出症后，除了积极接受常规治疗外，经多年临床研究发现，正确的睡姿对病情康复也是有帮助的。因此专家指出，腰椎间盘突出症患者睡姿有讲究!

腰椎间盘突出症对患者的危害较大，同时也给日常生活带来极大的痛苦和不便。很多患者会出现躺下来腰疼的症状，甚至有些朋友彻夜难眠，可见睡姿对腰椎间盘突出症患者是多么的重要。

睡觉姿势正确与否，不仅关系到睡眠的质量，而且关系到腰部的保健和全身的健康。科学合理的卧姿应尽量使腰部保持自然的生理弧度。人的睡眠姿势大致可分为仰卧、侧卧和俯卧三种方式。仰卧时，只要卧具合适，四肢保持自然伸展，脊柱屈度变化不大，侧卧不必过于讲究左侧还是右侧卧位，因为人在睡眠中为了求得较舒适的体位，总要不断翻身。俯卧位时，胸部受压，胸椎前凸增大，易产生不适感，所以，一般采取以仰卧位或侧卧位为宜。仰卧体位可以使腰椎间盘突出症患者全身肌肉放松，并使腰椎间隙压力明显降低，减轻椎间盘后突，降低髂腰部肌肉及坐骨神经的张力，这种卧姿对患有腰椎间盘突出症或伴有坐骨神经痛症状的其他腰部疼痛的人最为适合。有条件患者，仰卧位时应在双下肢下方垫一软枕，以便双髋及双膝微曲，全身肌肉放松，椎间盘压力降低，减少椎间盘后突的倾向，同时，也降低髂腰肌及坐骨神经的张力，古人说"卧如弓"就是这种睡姿，它可以消除腰部的后伸，使腰椎间盘内的压力减低，腰部肌肉松弛，避免或减轻腰痛。这样能有效地防止腰椎间盘突出症的复发，是腰椎间盘突出症患者的最佳体位。

5. 护理卧床的腰椎间盘突出症患者有讲究

腰椎间盘突出症是一种有限发展的疾病。腰椎间盘突出症是在腰椎间盘退变的基础上发生的，而外伤则是其发病的重要原因。一个人在 20 岁以后，椎间盘即开始退变，髓核含水量逐渐减少，椎间盘的弹性和抗负荷能力也随之减退。由于髓核含水量减少及纤维环过度经受外力变弱，髓核突出就较易发生。而护理卧床的腰椎间盘突出症患者也是有很多讲究的。

对于卧床的腰椎间盘突出症患者，从年龄上讲，腰椎间盘突出症好发于青壮年；从性别上讲，腰椎间盘突出症多见于男性；从体型上讲，一般过于肥胖或过于瘦弱的人易致腰椎间盘突出。

患者仰卧时，髋、膝关节应保持一定的屈曲位，以保持或矫正腰椎的生理曲度。很多朋友在卧床休息期间都会采取完全静养的方案，这也是不对的，患者应注意进行适当的运动，如俯卧位挺胸、后蹬腿等，动作要求轻柔、和缓而有节奏，运动量可逐渐增加。

患者在卧床休息几日后可适当下床活动，能耐受的情况下每日行走一段时间，以使肌肉韧带有一个收缩、舒张的过程，促进血液循环。患者卧床休息期间应尽量下地大小便，床上利用卧便器容易加重病情。去厕所时最好有他人搀扶，以减轻腰椎间盘的负荷。排便时可用坐式便盆或有支持物。

饮食调理篇

吃好腰椎间盘突出症

　　合理的饮食能预防腰椎间盘突出症和促进患者康复，希望每一个患者都能重视饮食对腰椎间盘突出症的作用。

　　民以食为天——饮食是人们维持生命的必需条件，饮食不但能让人们填饱肚子，还能促进身体健康和疾病的康复。在我国，饮食调理作为一种健身强体手段有着悠久的历史，如古代名医孙思邈在研究饮食治疗疾病方面就有很深的造诣。他认为"食能排邪而安脏腑，悦神爽志以资气血，而药性烈，犹若御兵，药势有所偏助，令人脏气不平，易受外患，所以若能用食平疴，适性遣疾，最易收养生之效益"。俗话说"药补不如食补"。食物疗法和药物疗法有很多不同。饮食疗法与药物治疗最大的差别就是没有毒副作用，可谓是"有病治病，无病防身"。也就是说，利用食物性味方面的偏颇特性，有针对性地治疗或者辅助治疗某些病症，调节阴阳使之趋于平衡，使人体恢复健康状态；而且食物含有人体必需的各种营养物质，能够弥补阴阳气血的不断消耗。因此，即便是辨证不准确，食物也不会给人体带来太大的负面影响，甚至加重疾病。正如名医张锡纯在《医学衷中参西录》中所述："食疗患者服之，不但疗病，并可充饥，不但充饥，更可适口；用之对症，病自渐愈，即不对症，亦无他患。"因此，食物疗法适应范围非常广泛，不仅针对患者，也可针对亚健康人群，作为药物或其他治疗措施的辅助手段，饮食治疗被普遍接受。药物疗法则不同，药物性质刚烈，自古有"是药三分毒"的说法，药物疗法适应范围较局限，主要针对患者，是治疗疾病和预防疾病的重要手段。但若辨病辨证错误，不正确施药，虚证用泻药，实证用补药，或热证用温性的药物，寒证用寒凉性质的药物，不但不能治疗疾病，还可能加重原有的病情。因此，用药必须十分谨慎。食物疗法寓治于食，不仅能强身健体、防治疾病，而且还能给人感官上、精神上的享受，使人在享受食物美味的同时，不知不觉地治病防病。这种愉悦的饮食疗法与服用苦口的药物相比大相径庭，它不像药物那样易于使人厌服而难以坚持，而是人们乐意接受，可长期运用，因此对慢性疾病的调理治疗尤为适宜。此外，食物在剂型、剂量上不像药物那样有严格的规定，它可以根据患者的口味习惯进行各式各样的烹调加工，使之色香味俱佳，寓治疗于营养和美味之中，使治疗变成享受。当然，由于食物疗法和药物疗法各有偏长，故在防病治病的过程中二者都不可或缺，应扬其所长避其所短，运用于不同的疾病或疾病的不同阶段，食物与药物相互配合，相互协同，相得益彰。

腰椎间盘突出症较重的患者，虽然食疗不能解决根本性问题，主要还得依靠药物、物理及手术等治疗，但是，饮食治疗也从中起了很重要的辅助作用。中医认为：腰椎间盘突出症属于中医的"腰痛""腰腿痛"范畴。早在《素问·刺腰痛论》中就提到："衡络之脉，令人腰痛不可以俯仰，仰则恐仆，得之举重伤腰。"分析腰椎间盘突出症的病因，多为外受伤损，内有亏虚或感受风寒湿邪等，故辨其临床证候分为气滞血瘀、风寒痹阻、湿热痹阻、肝肾亏虚等型。人们应根据相应的类型选择相应的食物（表1）。

表1　中医分型及食疗

类型	表现	食物
气滞血瘀型	腰腿痛如刺，日轻夜重，痛有定处，痛处拒按，腰部板硬，俯卧转侧艰难，大多近期有腰部外伤史，舌质暗红，或有瘀斑，脉弦紧或涩	葡萄、凤梨、葡萄柚、柠檬、橄榄、山楂、大白菜、芹菜、韭菜、洋葱、山药、姜、大蒜、番茄、茄子、蘑菇、香菇等
风寒痹阻型	腰腿冷痛，受寒及阴雨天加重，肢体发凉，喜暖怕冷，舌质淡，苔白滑或腻，脉沉紧或濡缓	海参、牡蛎、鳖肉、黑芝麻、桑葚、牛奶、核桃仁、莲子、土豆、红薯、山药、香菇、鸡肉、大枣等
湿热痹阻型	腰腿疼痛，肢体烦热，遇热或雨天痛增，恶热，口舌干，小便短赤，大便不畅，舌红苔黄腻，脉濡数或弦数	绿豆、红豆、薏仁、黄瓜、苦瓜、冬瓜、芹菜等
肝肾亏虚型	腰腿痛久治不愈或反复发作，筋骨萎软，腰疼喜按，遇劳加重，卧则减轻，腿疼软发麻，时有耳鸣、耳聋。舌淡苔白，脉弦细，尺脉弱	芝麻、粟米、豇豆、牛骨髓、狗肉、羊骨、猪肾、淡菜、干贝、鲈鱼、桑葚、芡实、栗子、胡桃、山药、枸杞子等

腰椎间盘突出症患者应适当减少饮食量。很多患者由于腰痛而减少了一定的活动量，甚至卧床不动，所以饮食的摄入量也应适当减少，特别是急性期卧床的患者，不仅活动消耗的热量减少，而且胃肠蠕动减慢，消化功能也明显降低，导致热量过剩，因此应注意合理安排饮食。患者应该多吃蔬菜水果及豆类食品，少吃油炸食品、肉类及脂肪量较高的食物。还应少食多餐，每日可吃4~5餐。如果不适当减少热量的摄入，容易导致体重增加，体重增加不仅不利于腰椎间盘突出症患者的恢复，还可能会加重腰椎间盘突出症的病情。另外，腰椎间盘突出症患者如有烟、酒嗜好应及时戒掉，以利于早日康复。腰椎间盘突出症患者平时可多食一些含有增强骨骼强度、肌肉力量，提高恢复功能的营养成分的

食物，如含有钙、蛋白质、维生素B族、维生素C、维生素E等营养素的食物（表2）。钙是骨的主要成分，所以要充分摄取。不仅仅成长期的孩子要补钙，我们成年人，尤其是老年人更应补钙。钙不仅使我们骨骼强健，还有使精神安定的作用，可以在一定程度上缓解疼痛。椎间盘的纤维环是由结缔组织形成的，结缔组织的形成离不开维生素C，要形成结实强健的纤维环，维生素C是不可缺少的。总之，合理膳食能够预防和辅助治疗腰椎间盘突出症。

表2 各营养成分的功能及富含食品种类

营养成分	功能	富含营养成分的食品
钙	骨骼强健、精神安定	鱼、牛奶、酸奶、芝麻、浓绿蔬菜、海藻类
维生素B	调节新陈代谢，维持皮肤和肌肉的健康，增进免疫系统和神经系统的功能，促进细胞生长和分裂	糙米、大豆、花生米、芝麻、浓绿蔬菜等
蛋白质	肌肉、韧带、骨新陈代谢不可缺少的营养素	猪肉、鸡肉、牛肉、肝脏、鱼类、贝类、干酪、鸡蛋、大豆、大豆制品
维生素E	扩张血管、促进血流、消除肌肉紧张	鳝鱼、大豆、花生米、芝麻、杏仁、糙米、植物油
维生素C	形成结缔组织	红薯、马铃薯、油菜花、青椒、青白萝卜叶、油菜、菜花、卷心菜、芹菜、草莓、甜柿子、柠檬、橘子

中老年人和年轻人，冬季的饮食均宜温宜暖，宜低脂低盐，营养丰富多变化。应少吃生冷、黏滞和煎炸、熏烤类食品。冬季是进补的最佳季节，腰椎间盘突出症患者可根据自身的特点有针对性地食用一些具有补益作用的食品。寒性体质，平时怕冷怕风的患者，经常手脚冰冷，宜适当多食用一些温性且有补碘、补铁作用的食品，如羊肉、狗肉、海带等；虚弱体质表现为腰酸背痛、倦怠乏力的患者适合食用一些有益气养血作用的食品，如人参、黄芪、大枣、当归之类，特别是一些有补肾壮腰作用的食品，如核桃仁、枸杞子、杜仲、补骨脂、肉苁蓉等更宜多吃一些，这些药食可与羊肉（如当归、生姜、羊肉汤）、乌鸡（如与核桃仁、枸杞子、杜仲等共煲）等制成各种药膳，其补益作用更佳。此外，还应多吃些牛奶、虾皮等有补钙作用的食品，以利强筋壮骨。

如何补钙

关于补钙，人们存在很多误区，有人认为喝点骨头汤就可以，也有人觉得日常应该常规吃点钙片，其实不然，补钙也不一定非吃钙片不可，注重膳食平衡，合理安排膳食也能达到补钙的效果，常见食物的含钙量见表3。调查显示，中国人从一日三餐中可以获得约400毫克的钙，如果选择含钙丰富的食物如小虾皮、贝壳类及豆制品等，每天通过三餐还可能获得高于400毫克的钙，而成年人每天钙的适宜摄入量为800毫克，如果是骨折患者、老人、儿童等其含量应该增至1000毫克。

表3　含钙食品排行榜

名次	食物	含钙量
1	芝麻酱	每100克芝麻酱中的含钙量为1057毫克。建议每日食用10~20克
2	虾皮	100克虾皮中的含钙量为991毫克
3	牛奶	100毫升全脂牛奶含钙量为676毫克
4	乳酪	每100克奶酪中的含钙量为659毫克
5	芥菜	每100克芥菜的含钙量为294毫克
6	海参	每100毫克海参的含钙量为285毫克
7	紫菜	每100克紫菜含钙量为264毫克
8	黑木耳	每100克黑木耳的含钙量为247毫克
9	海带	每100克海带的含钙量为241毫克
10	黑豆	每100克黑豆的含钙量为224毫克

维生素D的补充

人们在注意补钙的同时，也要注意维生素D的补充。因为维生素D能促进钙的吸收，只有两者结合起来才能有效地补充身体所需要的钙。而补充维生素D最简单有效的方法，就是晒太阳，受紫外线的照射后，人体内的胆固醇能转化为维生素D。但晒太阳也不是晒得越多越好，应注意避免晒伤，紫外线易加大患皮肤癌的风险。所以专家建议，要做足防晒措施，且晒太阳时间以20~25分钟为最佳。最好选择上午6点到10点，下午4点到5点这两个时间段，冬天或阳光不是很强烈的时候可以适当放宽。另外晒太阳时最好是去户外直晒，在室内隔着玻璃晒太阳效果大打折扣。但晒太阳不是补充维生素 D 的唯一办法，我们还可以通过很多途径来获取维生素 D。

（1）富含脂肪的鱼类

富含脂肪的鱼类，包括鲑鱼、鳟鱼、鲭鱼、金枪鱼、鳗鱼，可以是维生素 D 的良好来源。一份 100 克红鲑鱼片就包含大约 450 国际单位的维生素 D。此外，它还含有丰富的有利心脏健康的黄金 ω-3 脂肪酸。

（2）鱼罐头

不光是新鲜的鱼肉，从鱼罐头里也同样可以获得维生素 D。金枪鱼和沙丁鱼罐头都含有维生素 D，而且通常比新鲜的鱼便宜。另外，鱼罐头保质期较长，食用起来更方便快捷。

（3）蘑菇

紫外线能刺激蘑菇产生维生素 D。但是，在黑暗中生长的蘑菇就不含有维生素 D，因此要根据具体蘑菇的种类挑选。

（4）营养强化牛奶

几乎所有强化牛奶都含有维生素 D，而冰淇淋和奶酪就没有。在一般情况下，一杯 200 克的牛奶含有至少 100 国际单位的维生素 D，而 180 克酸奶含有 80 国际单位。有些豆奶和牛奶维生素 D 的含量几乎是相等的，具体还要看标签说明。

（5）橙汁

可以饮用含有维生素 D 的橙汁。浓缩橙汁可帮助你获得丰富的维生素 D。一杯 200 克浓缩果汁通常有大约 100 国际单位的维生素 D。

（6）维生素 D 滴剂

滴剂可以帮助每天获得适当的足够量的维生素 D。但长期过量服用，可能会出现中毒现象。建议遵医嘱服用。

（7）鸡蛋

鸡蛋几乎可以出现在每天的早餐、午餐、晚餐和点心食谱中。蛋的维生素

D 主要在蛋黄中，一个蛋黄大约含有 40 国际单位维生素 D。但不要试图单凭鸡蛋来补充每天的维生素 D。由于一个鸡蛋约含 200 毫克的胆固醇，美国心脏协会建议每天摄取不超过 300 毫克的胆固醇，这样才有益于心脏健康。

（8）牛肝

100 克熟牛肝包含约 50 国际单位的维生素 D 和其他一些营养成分，可以从中得到维生素 A、铁和蛋白质。但是，需要注意的是，牛肝胆固醇含量较高，要慎食。

（9）鱼肝油

鱼肝油是鲛类动物等无毒海鱼肝脏中提取的一种脂肪油，在 0℃左右脱去部分固体脂肪后，用精炼食用植物油、浓度较高的鱼肝油或维生素 A 与维生素 D 调节浓度，再加适量的稳定剂制成。每 1 克中含维生素 A 应为标示量的 90% 以上；维生素 D 应为标示量的 85%。为黄色至橙红色的澄清液体；微有特异的鱼腥臭，但无败油臭。一汤匙鱼肝油约含 1300 国际单位的维生素 D，比每天建议摄入量（600 国际单位）的 2 倍还要多。

（10）紫外线灯和灯泡

这种疗法适合维生素吸收能力明显不佳的人群，以及那些在冬季无法补充维生素 D 的人群。但这种灯对皮肤及眼睛损害较大，需要配备防护眼镜，因此要在医师的指导监护下进行治疗。

 针对腰椎间盘突出症的家常食谱

大白菜炖豆腐

做法:①准备食材:大白菜，豆腐，胡萝卜，葱，姜。②大白菜洗净切成大片，备用。③把豆腐切小块。④胡萝卜切片，切葱花姜丝。⑤油热后放入葱花姜丝炒出香味。⑥放入胡萝卜片翻炒。⑦放入大白菜翻炒片刻。⑧放入盐、五香粉，继续炒至白菜软塌。⑨放入豆腐块，加少量的水，中火炖煮。⑩直到汤汁熬至少量后，加入味精和香油，再洒上葱花，出锅即可。

营养小贴士：大白菜的营养成分很丰富，富含胡萝卜素、维生素 B_1、维生素 B_2、维生素 C、粗纤维以及蛋白质、脂肪和钙、磷、铁等。每斤大白菜含 1.1 克蛋白质，0.2 克脂肪和 16 卡热量。豆腐营养丰富，含有铁、钙、磷、镁等人体必需的多种微量元素，还含有糖类、植物油和丰富的优质蛋白，素有"植物肉"之美称。豆腐的消化吸收率极高，可达 95% 以上。豆腐中的钙含量丰富，两小块豆腐中的钙，即可满足一个人一天的钙需要量。豆腐为补益清热养生食品，常食之，可补中益气、清热润燥、生津止渴、清洁肠胃。更适于热性体质、口臭口渴、肠胃不清、热病后调养者食用。现代医学证实，豆腐除有增加营养、帮助消化、增进食欲的功能外，对牙齿、骨骼的生长发育也颇为有益，在造血功能中可增加血液中铁的含量。豆腐不含胆固醇，特别适合高血压、高脂血症、高胆固醇血症及动脉硬化、冠心病患者食用，也是儿童、病弱者及老年人补充营养的食疗佳品。豆腐含有丰富的植物雌激素，对防治骨质疏松症有良好的作用，还有抑制乳腺癌、前列腺癌及白血病的功能，豆腐中的豆甾醇，能起到抑癌的作用。

香菇油菜

做法：①准备食材：香菇，油菜，木耳，葱，姜。②把油菜洗净，香菇去掉根蒂部分，洗净，木耳洗净，葱姜切丝。③把香菇切开，放到热水里焯一下。④锅里放油，油烧热以后放入葱、姜丝煸炒。⑤放入香菇翻炒。⑥木耳放入锅中翻炒，油菜放入锅中。⑦翻炒均匀。⑧放入盐、味精调味，即可出锅。

营养小贴士：香菇营养丰富，其中的香菇多糖能提高机体免疫功能。泡过香菇的水有清除过氧化氢的作用，清除体内的过氧化氢，因而能起到延缓衰老的作用，香菇的菌盖部分含有双链结构的核糖核酸成分，被人体吸收后，能产生具有抗癌作用的干扰素。香菇中含有嘌呤、胆碱、酪氨酸、氧化酶以及某些核酸物质，既能降血压、降胆固醇、降血脂，又可预防动脉硬化、肝硬化。香菇中含有大量的维生素 C，因此也有降血压、降血脂、降低胆固醇的功效。香菇性味甘、平、凉，有补肝肾、健脾胃、益智安神、美容养颜之功效。

凉拌海米芹菜

做法：①准备食材：芹菜，海米。②芹菜择掉叶子洗净，切段后焯水。捞出焯水的芹菜，用清水冲泡。③海米用温水泡软，择干净杂物。④生姜切丝。⑤取干净小碗倒入少许白开水，倒入凉拌酱油、凉拌醋、蚝油，适量的白糖调匀成味汁。⑥泡好的芹菜洒上生姜丝，海米。⑦倒入调好的味汁，拌匀。

营养小贴士：芹菜营养十分丰富，100 克芹菜中含蛋白质 2.2 克，钙 8.5 毫克，磷 61 毫克，铁 8.5 毫克，其中蛋白质含量比一般瓜果蔬菜高 1 倍，铁含量为番茄的 20 倍左右，芹菜中还含丰富的胡萝卜素和多种维生素等，对人体健康都十分有益。芹菜叶茎中含有挥发性的甘露醇，能增强食欲，还具有保健作用。芹菜中含酸性的降压成分，因而有平肝降压的作用。芹菜含有一种碱性成分，对人体能起安神、镇静的作用。芹菜含有利尿有效成分，消除体内钠潴留，利尿消肿。芹菜是高纤维食物，有良好的抗癌防癌的作用。芹菜含铁量较高，是缺铁性贫血患者的佳蔬。芹菜对于患有血管硬化、神经衰弱的患者亦有辅助治疗作用。芹菜汁还有降血糖作用。经常吃些芹菜对预防痛风有较好效果。海米营养丰富，富含钙、磷等多种对人体有益的微量元素，是人体获得钙的较好来源，海米蛋白质含量非常高，在 55% 以上。虾米味甘、咸、性温，具有补肾壮阳、理气开胃之功效。

韭菜炒鸡蛋

做法：①准备食材：韭菜，鸡蛋。②韭菜洗净，晾干水切段待用，鸡蛋打散待用。③锅内热油鸡蛋炒熟盛出待用。④锅内热油煸炒韭菜，炒至七成熟。⑤鸡蛋倒入加盐鸡精快速翻炒即可装盘。

营养小贴士：韭菜的营养价值很高，每 100 克可食用部分含蛋白质 2.00~2.85 克，脂肪 0.2~0.5 克，碳水化合物 2.4~6.0 克，纤维素 0.6~3.2 克；还有大量的维生素，如胡萝卜素 0.08~3.26 毫克，维生素 B_2 0.05~0.80 毫克，维生素 B_3 0.3~1.0 毫克，维生素 C 10.0~62.8 毫克；韭菜含微量元素也较多，如钙 10~86 毫克，磷 9~51 毫克，铁 0.6~2.4 毫克。韭菜根味辛，入肝经，温中、行气，散瘀；叶味甘辛咸，性温，入胃、肝、肾经，温中行气，散瘀，补肝肾，暖腰膝，壮阳固精。尤适用于老年男性脾肾虚寒引起的腰酸脚软、下肢水肿、小便清长、阳痿早泄、性功能减退及畏寒肢冷等症。韭菜活血散瘀，理气降逆，温肾壮阳，韭菜汁对痢疾杆菌、伤寒杆菌、大肠埃希菌、葡萄球菌均有抑制作用。韭菜含有丰富的纤维素，具有良好的通便作用，应用于体寒之高血压、高血脂、冠心病等症。鸡蛋营养丰富，含有蛋白质、脂肪、卵黄素、卵磷脂、维生素和铁、钙、钾等人体所需要的矿物质。富含蛋白质，能维持钾钠平衡，消除水肿，提高免疫力，还能降血压，缓解贫血。鸡蛋黄富含胆固醇，是维持细胞稳定性、增加血管壁柔韧性的重要物质。富含铜，铜是维持人体健康不可缺少的微量营养素，对血液、中枢神经和免疫系统，头发、皮肤和骨骼组织以及脑和肝、心等内脏的发育和功能有重要作用。

洋葱拌木耳

做法：①准备食材：木耳，洋葱，青椒，红椒。②洋葱洗净切丝，青红椒洗净切丝，木耳摘干净焯烫过凉，备用。③再把洋葱焯烫过凉备用。④把洋葱，青椒，红椒，木耳放入碗中加少许盐和糖腌拌片刻。⑤再加入 2 勺米醋，再加入适量的香油。⑥加入少许鸡精。⑦所有食材拌匀即可。

营养小贴士：洋葱营养丰富，每 100 克洋葱中含蛋白质 1.4 克，脂肪 0.2 克，碳水化合物 6.1 克，粗纤维 0.9 克，钾 147 毫克，钙 24 毫克，磷 39 毫克，铁 0.8 毫克，锌 0.23 毫克，钠 4.4 毫克，镁 15 毫克，锰 0.14 毫克，铜 0.05 毫克，硒 0.92 微克，胡萝卜素 0.02 毫克，维生素 C 5 毫克，维生素 B_1 0.03 毫克，维生素 B_2 0.03 毫克，烟酸 0.3 毫克，热能 1356 千焦。洋葱还是目前所知唯一含前列腺素 A 的蔬菜。前列腺素 A 能扩张血管、降低血液黏度；洋葱还具有发散风寒的作用，能抗寒，抵御流感病毒，有较强的杀菌作用；洋葱能刺激消化液，增进食欲，促进消化；洋葱还有提神作用，同时降低血糖，供给脑细胞能量，是糖尿病、神志萎靡患者的食疗佳蔬。洋葱中还含有一种名为"栎皮黄素"的物质，该物质有防癌抗癌作用；洋葱所含的微量元素硒是一种很强的抗氧化剂，能延缓机体的衰老；洋葱中的钙质，有助于防治骨质疏松症；洋葱中含有植物杀菌素如大蒜素等，从而有很强的杀菌能力，因此嚼生洋葱可以预防感冒。木耳也是营养丰富的食品，其中维生素 K 具有防止出血的作用。木耳中的胶质可把残留在人体消化系统内的灰尘、杂质吸附集中起来排出体外，因而起到清胃涤肠的作用。它对胆结石、肾结石等内源性异物也有比较显著的化解功效。还有帮助消化纤维类物质的功能，对无意中吃下的难以消化的头发、谷壳、木渣、沙子、金属屑等异物有溶解与烊化作用。因此，它是矿山、化工和纺织工人不可缺少的保健食品。木耳含有抗肿瘤活性物质，能防癌抗癌。

山药炖排骨

做法：①准备食材：排骨，山药、生姜，汤粉。②浸泡汤粉，泡透后捞出备用。③排骨洗净，擦干水；生姜切片备用。④山药去皮洗净、切段。⑤锅中油热，爆香姜片；放入排骨炒至泛黄。⑥加入适量冷水，煮开，改小火慢炖1小时；放入山药，炖煮20分钟，再放入汤粉，煮15分钟。⑦离火焖一会儿即可。

营养小贴士：山药的营养价值极高，为每100克含脂肪0.2克、蛋白质1.1克、碳水化合物21.5克、钙4毫克、磷60毫克、铁0.6毫克、维生素B_1 0.05毫克、维生素B_2 0.03毫克，含有丰富的淀粉。山药是健脾胃、增强消化吸收功能的平补脾胃的药食两用之品。山药含有多种营养素，有强健机体、滋肾益精的作用。山药含的皂苷、黏液质，有润滑、滋润的作用。山药中的黏液蛋白，有降低血糖的作用。山药含有大量的维生素及微量元素，能有效防止血脂在血管壁的沉淀，可预防心血管疾病，此外还有镇静作用。排骨除含蛋白、脂肪、维生素外，还含有大量磷酸钙、骨胶原、骨粘连蛋白等，可为幼儿和老人提供钙质。排骨有很高的营养价值，具有滋阴壮阳、益精补血的功效。

鱼香茄子煲

做法：①准备食材：茄子，肉馅（猪肉），姜蒜末，干辣椒段。②将茄子洗净后，切成小段，裹入生粉和盐腌制20分钟。③入油锅炸至外皮略焦，捞出控油，锅中倒入少量植物油，爆香姜蒜末和干辣椒段。④倒入猪肉馅炒匀至5成熟，倒入茄子。⑤撒上老抽、少量白糖和味精，炒熟后出锅，撒上细香葱花即可。

营养小贴士：茄子营养丰富，含有蛋白质、脂肪、碳水化合物、维生素以及钙、磷、铁等多种营养成分。每100克含有蛋白质2.3克，脂肪0.1克，碳水化合物3.1克，钙22毫克，磷31毫克，铁0.4毫克，胡萝卜素0.04毫克，维生素B_1 0.03毫克，维生素B_2 0.04毫克，维生素B_3 0.5毫克，维生素C 3毫克。此外，还含有维生素E。茄子中维生素P的含量很高，每100克中即含维生素P 750毫克。能增强人体细胞间的黏着力，增强毛细血管的弹性，减低脆性及渗透性，防止微血管破裂出血。茄子还含磷、钙、钾等微量元素和胆碱、葫芦巴碱、水苏碱、龙葵碱等多种生物碱。紫色茄子中维生素含量更高。茄子还可以抑制消化道肿瘤细胞的增殖。茄子纤维中所含的维生素 C 和皂草苷，具有降低胆固醇的功效。国外学者提出"降低胆固醇 12 法"，食用茄子即是其中方法之一。茄子所含的 B 族维生素对痛经、慢性胃炎及肾炎水肿等也有一定的辅助治疗作用。

萝卜丝鲫鱼汤

做法：①准备食材：鲫鱼，白萝卜，葱，姜。②鲫鱼清洗干净，去掉鱼肚子里面的黑膜，白萝卜切丝、姜切片，葱切段备用。③把锅烧热，然后倒油将鲫鱼煎至两面金黄。④鱼煎好后，在锅里加入 3 碗凉水，加入葱和姜煮至沸腾。⑤水初沸时，加入白萝卜丝，烧开后盖上锅盖，中小火慢炖半小时。⑥炖至汤色奶白，加盐调味，撒葱花即可。

营养小贴士：鲫鱼营养价值很高，每100 克鲫鱼中含有水分 75.8 克，蛋白质 17.1 克，脂肪 2.7 克，碳水化合物 3.8 克，维生素 A 17 微克，维生素 B_1 0.04 毫克，维生素 B_2 0.09 毫克，钙 79 毫克，钾 290 毫克，钠 41.2 毫克，镁 41 毫克，铁 1.3 毫克，锌 1.94 毫克，铜 0.08 毫克，磷 193 毫克，硒 14.3 微克，维生素 B_3 2.6 毫克。鲫鱼的糖分、谷氨酸、天冬氨酸含量都很高。鲫鱼药用价值极高，其性味甘、平、温，入胃、肾经，具有和中补虚、除湿利水、温胃进食、补中益气之功效。鲫鱼肉中含有很多水溶性蛋白质、蛋白酶和人体所需的各种氨基酸。鱼油中含有大量维生素 A 和不饱和脂肪酸，可改善心血管功能，降低血液黏稠度，促进血液循环。鲫鱼全身皆可入药。脑：治耳聋；卵：治目中障翳，治久咳、久痢、脱肛；胆：止疼，杀虫，治小儿疳积；鳞片、骨：能止血，除湿止带；鲫鱼血：有增强人体抗病防老的作用。研究发现，从鲫鱼组织中分离出一种具有刺激生长作用的物质，有促进生长的功能；鲫鱼还含有性激素样的物质，有促进性腺成熟的作用。

老醋花生米

做法：①准备食材：花生，香菜。②花生米洗净后晾干，香菜洗干净切末，备用。③将生抽、山西老陈醋、糖、少许盐调成调味汁。④锅中倒油，放入花生米不停翻炒，以确保花生米均匀受热，待花生啪啪作响，闻见香味，盛出。⑤在晾凉的花生米中加入调好的味汁。⑥放上香菜末调拌均匀即可。

营养小贴士：花生营养丰富，每100 克花生中含热量 1245.6 千焦，蛋白质

12.1 克，脂肪 25.4 克，膳食纤维 7.7 克，糖类 5.2 克，维生素 A 2 微克，维生素 B_2 0.04 毫克，维生素 B_3 4.1 毫克，维生素 E 2.93 毫克，维生素 C 14 毫克，钾 390 毫克，钠 3.7 毫克，钙 8 毫克，铁 3.4 毫克，锌 1.79 毫克，磷 250 毫克，硒 4.5 微克。花生的蛋白质含量极高，花生蛋白质中含有人体必需的八种氨基酸，精氨酸含量高于其他坚果，生物学效价高于大豆。建议人们：每日食用一定量的花生、花生油或花生制品，不仅能提供大量蛋白、脂肪和能量，而且可降低膳食中的饱和脂肪酸和增加不饱和脂肪酸的摄入，大大促进植物蛋白质、膳食纤维、维生素 E、叶酸、钾、镁、锌、钙等这些营养素的摄入，从而改善膳食的结构和品质。花生中的维生素 E 和一定量的锌能增强记忆力，抗老化，延缓脑功能衰退，滋润皮肤；花生中的维生素 K 有止血作用；花生红衣的止血作用比花生仁更是高出 50 倍，对多种血性疾病都有良好的止血功效；花生中的不饱和脂肪酸有降低胆固醇的作用，有助于防治动脉硬化、高血压和冠心病；花生中含有的一种生物活性物质——白藜芦醇可以防治肿瘤类疾病，同时也是降低血小板聚集、预防和治疗动脉粥样硬化、心脑血管疾病的化学预防剂；花生纤维组织中的可溶性纤维能减少有害物质在体内的积存和所产生的毒性作用，减少肠癌发生的机会。

养生鸡汤

做法：①准备材料：鸡 1 只，甜玉米 1 根、红枣 3 颗、桂圆 8 个、枸杞子一小把、姜 1 小块、葱 1 段。②将玉米切段，葱、姜切片，桂圆去壳，红枣、枸杞子洗净。③鸡肉切小块，放入开水中焯烫。④鸡肉变色后捞出，洗去浮沫。⑤将步骤②中准备好的材料放入锅中。⑥加入足量水，大火煮开。⑦放入鸡肉，再加入少许鸡精和盐，转小火煮 10 分钟即可。

营养小贴士：每 100 克鸡肉中含热量 698 千焦，蛋白质 19.3 克、脂肪 9.4 克，糖类 1.3 克，维生素 A 4.8 微克，维生素 B_1 0.09 毫克，维生素 B_2 0.09 毫克，维生素 B_3 5.6 毫克，维生素 E 0.67 毫克，钠 63.3 毫克，钙 9 毫克，铁 1.4 毫克，锌 1.09 毫克，磷 156 毫克，硒 11.75 微克。鸡肉蛋白质中富含人体必需的氨基酸，其含量与蛋乳中的氨基酸谱式极为相似。鸡肝中维生素 A 的含量特别高，每 100 克中含量达 10900 国际单位，约为猪肝的 6 倍。鸡肉性味甘、温，中医认为鸡肉具有温中益气、补精填髓、益五脏、活血脉、强筋骨、补虚损的功效。

鸡肉含有对人体生长发育有重要作用的磷脂类,是中国人膳食结构中脂肪和磷脂的重要来源。鸡肉对营养不良、畏寒怕冷、乏力疲劳、月经不调、贫血、虚弱等有很好的食疗作用。

西红柿炖牛肉

做法:①准备食材:西红柿,牛肉,香菜,葱,姜。②葱切段,香菜切末,姜切片备用;③牛肉切块,用沸水焯洗;④西红柿去皮切块,用植物油炒软;⑤勺中加油烧热,放葱段、姜片煸出香味,加牛肉煸炒,加入料酒;⑥加盐、酱油、开水 1500 克,用急火烧开,慢火加盖焖;⑦至牛肉熟烂,加入西红柿炖软;⑧加味精,撒香菜末即成。

营养小贴士:牛肉每 100 克含蛋白质 19.90 克,脂肪 4.20 克,碳水化合物 2.00 克,胆固醇 84.00 毫克,维生素 A 7.00 微克,维生素 B_1 0.04 毫克,维生素 B_2 0.14 毫克,维生素 B_3 5.60 毫克,维生素 E 0.65 毫克,钙 23.00 毫克,磷 168.00 毫克,钾 216.00 毫克,钠 84.20 毫克,镁 20.00 毫克,铁 3.30 毫克,锌 4.73 毫克,硒 6.45 微克,铜 0.18 毫克,锰 0.04 毫克。牛肉含有丰富的蛋白质,氨基酸组成比猪肉更接近人体需要,能提高机体抗病能力。牛肉有暖胃作用,为寒冬补益佳品。中医认为,牛肉有补中益气、滋养脾胃、强健筋骨、化痰息风、止渴止涎的功效。适用于中气下陷、气短体虚,筋骨酸软、贫血久病及面黄目眩之人食用。西红柿营养丰富,是营养学家们一致公认的。据测定,每 100 克西红柿中含糖 2.2 克,维生素 B_1 0.03 毫克,维生素 B_2 0.02 毫克,维生素 B_3 0.6 毫克,维生素 C 11 毫克,胡萝卜素 0.31 毫克,钙 8 毫克,磷 37 毫克,铁 0.4 毫克,还含有较多的苹果酸、柠檬酸等有机酸,特别是维生素 P 的含量在果蔬中名列前茅。这种维生素是构成人体脱氢酶的辅酶成分,参与机体氧化还原过程,有促进消化功能、维护皮肤和神经健康的重要作用。它所含的维生素 C,还有不易被烹调破坏的特点。据计算,每人每天食用 300 克左右的西红柿(约 3 个),就可以满足人体对维生素和无机盐的需要。

黑芝麻土司

做法:①准备食材:高粉,牛奶,黑芝麻,低粉。②将高粉 200 克、低粉 50 克、牛奶 200 克、糖 15 克、盐少许搅拌,揉至光滑。③加入黄油 25 克揉至扩展阶段，加入黑芝麻 20 克揉匀。④放到温暖处发酵至原来的 2.5 倍大。⑤取出面团分成三份分别滚圆盖上保鲜膜松弛 20 分钟。⑥经过二次擀卷并排放入吐司盒，盖上盖子，最后发酵 60 分钟。⑦烤箱预热上火 200°，下火 190° 烤 35 分钟左右即可。

营养小贴士：芝麻营养丰富，其脂肪含量达 61.7%，芝麻油中以油酸、亚油酸、棕榈酸为主要成分；含蛋白质 21.9%，氨基酸种类与瘦肉相似；还含有芝麻素、脂麻油酚、卵磷脂、蔗糖、多缩戊糖及钙、磷、铁等物质和维生素 A、D、E 等。每 100 克芝麻含蛋白质 21.9 克，脂肪 61.7 克，钙 564 毫克，磷 368 毫克；特别是铁的含量极高，每 100 克可高达 50 毫克。芝麻味甘、性平，入肝、肾、肺、脾经；有补血明目、祛风润肠、生津通乳、益肝养发、强身体，抗衰老之功效；可用于治疗身体虚弱、头晕耳鸣、高血压、高血脂、咳嗽、身体虚弱、头发早白、贫血萎黄、津液不足、大便燥结、乳少、尿血等症。

辣炒花蛤

做法：①准备食材：花蛤，葱，姜，蒜，辣椒。②准备一盆清水，放几勺盐，把花蛤泡在水中，浸泡 2~3 小时，让花蛤把泥沙吐尽。③把浸泡过的花蛤淘洗干净，沥水。④热油爆香辣椒，姜蒜和葱白，加入豆瓣酱炒香。⑤加入花蛤，加入料酒，翻炒至花蛤全部开口即可出锅。

营养小贴士：每 100 克花蛤可食部分含维生素 E 0.51 毫克，蛋白质 7.7 克，胆固醇 63 毫克，脂肪 0.6 克，钾 235 毫克，碳水化合物 2.2 克，钠 309 毫克，钙 59 毫克，维生素 A 23 微克，镁 82 毫克，胡萝卜素 2.3 微克，铁 6.1 毫克，维生素 A 87.2 微克，锰 0.39 毫克，锌 1.19 毫克。花蛤肉味鲜美、营养丰富，蛋白质含量高，氨基酸的种类组成及配比合理；脂肪含量低，不饱和脂肪酸较高，易被人体消化吸收，还有各种维生素和药用成分。蛤肉以及贝类软体动物中，含一种具有降低血清胆固醇作用的代尔太 7- 胆固醇和 24- 亚甲基胆固醇，它们兼有抑制胆固醇在肝脏合成和加速排泄胆固醇的独特作用，从而使体内胆固醇下降。它们的功效比常用的降胆固醇药物更强。花蛤味甘、咸，性微寒，能滋阴生津，软坚散结，利小便。

青椒炒猪心

做法：①准备食材：青椒，猪心。②猪心切开，洗净里面的血水，切成薄片，装入一空碗中，倒入少许生抽、料酒、鸡精，腌上 15 分钟左右。③青椒洗净，去籽，切成细条。④锅内加油烧热，倒入青椒，翻炒 2~3 分钟后，倒入少许生抽，加适量的盐。翻炒匀后，倒入事先腌过的猪心片。⑤大火爆炒，炒至猪心熟但不老时，就可出锅装盘。

营养小贴士：青椒含有丰富的维生素等，能增加饭量，增强体力，改善怕冷、冻伤、紧张性头痛等症状。富含维生素 C，可以控制心脏病及冠状动脉硬化，降低胆固醇。含有较多抗氧化物质，可预防癌症。每 100 克营养成分：蛋白质 1.1 克，脂肪 0.1 克，碳水化合物 4.4 克，膳食纤维 1.0 克，维生素 A 103 微克，维生素 B_1 0.04 毫克，维生素 B_2 0.03 毫克，维生素 B_6 0.19 毫克，维生素 C 10 毫克，维生素 E 0.5 毫克，维生素 K 20 毫克，钙 14 毫克，铁 0.5 毫克，磷 18 毫克，钾 134 毫克，钠 6 毫克。辣椒味辛、性热，入心、脾经；有温中散寒，开胃消食的功效；主治寒滞腹痛，呕吐，泻痢，冻疮，脾胃虚寒，伤风感冒等症。猪心营养价值极高，每 100 克含蛋白质 16.6 克，脂肪 5.3 克，碳水化合物 1.1 克，胆固醇 151 毫克，维生素 A 13 毫克，维生素 B_1 0.19 微克，维生素 B_2 0.48 毫克，维生素 B_3 6.8 毫克，维生素 C 4 毫克，维生素 E 0.74 毫克，钙 12 毫克，磷 189 毫克，钾 260 毫克，钠 71.2 毫克，镁 17 毫克，铁 4.3 毫克，锌 1.9 毫克，硒 14.94 微克，铜 0.37 毫克，锰 0.05 毫克，味甘，咸，性平，多用于养心安神、定惊的配方中。

熘肝尖

做法：①准备食材：猪肝，木耳，青椒，胡萝卜，圆葱。②猪肝用清水浸泡，去掉血水。木耳，胡萝卜，青椒，圆葱切片，木耳撕成小朵，葱切段，姜切片。③猪肝去掉表面的筋膜，切成薄片，加料酒、淀粉、盐拌匀。④锅里加油烧热，葱姜爆香，然后把猪肝倒进去快速翻炒。⑤看到猪肝变色，把木耳、胡萝卜、青椒、圆葱倒进去，继续翻炒。倒入酱油，少量盐，水淀粉，拌匀出锅。

营养小贴士：每 100 克猪肝含维生素 A 4972 微克，叶酸 425.1 微克，磷 310 毫克，胆固醇 288 毫克，钾 235 毫克，钠 68.6 毫克，镁 24 毫克，铁 22.6 毫克，维生素 C 20 毫克，蛋白质 19.3 克，硒 19.21 微克，维生素 B_3 15 毫克，钙 6 毫克，锌 5.78 毫克，碳水化合物 5 克，脂肪 3.5 克，维生素 B_2 2.08 毫克，维生素 E 0.86 毫克，铜 0.65 毫克，维生素 B_6 0.29 毫克，锰 0.26 毫克，维生素 B_1 0.21 毫克，其中维生素 A 的含量远远超过奶、蛋、肉、鱼等食品，可有效地防治夜盲症、干燥症及角膜软化症等，还能维持健康的肤色。动物肝脏还含有丰富的铁、维生素 B_{12}，是最理想的补血佳品。食用动物肝脏可促进产生新的红细胞，升高血红蛋白，对恶性贫血有良好的治疗效果。动物肝中的维生素 B_2，还可以补充机体重要的辅酶。动物肝脏中还具有一般肉类食品不含的维生素 C 和微量元素硒，能增强人体的免疫反应，抗氧化，防衰老，并能抑制肿瘤细胞的产生，也可辅助治疗急性传染性肝炎。

辣炒黄豆芽

做法：①准备食材：黄豆芽，蒜，干辣椒，花椒。②黄豆芽洗净，稍微沥干水分。蒜拍松，剁碎，干辣椒用纸巾擦净，切小段，备用。③锅烧热，放油烧至 7 成热，下花椒炸出香味捞出，下蒜末和干辣椒。④倒入黄豆芽，翻炒片刻，调入盐、生抽、少量豆瓣酱，翻炒均匀，下适量鸡精调味即可。

营养小贴士：每 100 克黄豆芽中，含蛋白质 11.5 克，脂肪 2 克，糖 7.1 克，粗纤维 1 克，钙 68 毫克，磷 102 毫克，铁 1.8 毫克，胡萝卜素 0.03 毫克，维生素 B_1 0.17 毫克，维生素 B_2 0.11 毫克，维生素 B_3 0.8 毫克，维生素 C 20 毫克。黄豆蛋白质含量虽高，但是它的营养很难被完全吸收，是因为其含有胰蛋白酶抑制剂。黄豆在发芽过程中，胰蛋白酶抑制剂大部分被降解破坏，黄豆芽的蛋白质利用率较黄豆要提高 10% 左右。另外，黄豆中含有的不能被人体吸收，又易引起腹胀的棉籽糖、水苏糖等寡糖，在发芽过程中急剧下降乃至全部消失。黄豆在发芽过程中，由于酶的作用，更多的钙、磷、铁、锌等矿物质元素被释放出来，这又增加了黄豆中矿物质的人体利用率。黄豆生芽后天门冬氨酸急剧增加，所以人吃黄豆芽能减少体内乳酸堆积，消除疲劳。黄豆发芽后，除维生素 C 外，胡萝卜素可增加 1~2 倍，维生素 B_2 增加 2~4 倍，维生素 B_3 增加 2 倍多，叶酸成倍增加。近年发现，黄豆芽中含有一种干扰素诱生剂，能诱生干扰素，增加人体抗病毒、抗癌肿的能力。

腰椎间盘突出症常用的药酒

腰椎间盘突出症的中医辨病辨证治疗，大致分为两种类型：

1）不分期的类型分为四型：①肝肾亏损型：滋补肝肾、强筋壮骨。②风寒闭塞型：疏风散寒、温经通络。③湿热壅滞型：清热利湿，理经通络。④瘀血内滞型：活血化瘀、通络镇痛。

2）按病程分为五期：①急性发作期：凉血化瘀、利水消肿。②突出梗阻期：理气化瘀、软坚驱痹。③淤积化热期：凉血解毒、化瘀利水。④症状缓解期：舒筋通络。⑤基本恢复期：滋补肝肾、强筋壮骨。不同类型的患者可食用不同的食材所泡的酒来缓解疾病。

1. 肝肾亏损型

人参枸杞子熟地黄酒

配方：人参 2 克，枸杞子 35 克，熟地黄 10 克，冰糖 40 克，白酒 1 千克。

做法：①人参烘软切片，枸杞子除去杂质，用纱布袋装上人参、枸杞子、熟地黄扎口备用。②白酒装入酒坛内，将装有人参、枸杞子、熟地黄布袋放入酒中，加盖密闭浸泡 10~15 天，每日搅拌一次，泡至药味尽淡，用细布滤除沉淀。③冰糖放入锅中，用适量水加热溶化至沸，炼至色黄时，趁热用纱布过滤去渣。④药酒加入冰糖搅匀，再静置过滤，澄明即成。

功效与作用：人参有广泛医疗作用，是古今著名强壮抗老药，加配枸杞子、熟地黄又能补阴血，乌须发，壮腰膝，强视力；用酒浸药，有效成分溶出更充分，且能活血通经；冰糖调味，又能清热生津。用于诸虚劳损之食少、乏力、自汗、眩晕、失眠、腰痛等症颇有较好疗效。本方宜于病后体虚及贫血、营养不良、神经衰弱、糖尿病患者使用。无病常饮，亦有强身益寿之功。

2. 风寒闭塞型

独活当归酒

配方：独活、杜仲、当归、川芎、熟地、丹参各 30 克，白酒 1 千克。

做法：①将上述各药碎细，用酒浸于净瓶中，密封，近火煨24小时后放凉。②用细纱布过滤去药渣，静置至澄清即可饮用。

功效与作用：补血活血，调经镇痛，润肠通便。用于血虚萎黄、眩晕心悸、月经不调、经闭痛经、虚寒腹痛、肠燥便秘、风湿痹痛、跌扑损伤、痈疽疮疡。方中独活，善祛下焦与筋骨间之风寒湿邪；杜仲补肝益肾，强筋壮骨，肝主筋，肾主骨，是治病之本者；所谓治风先活血，血行风自灭也。诸味合之，祛风湿，壮筋骨，舒关节和镇痛，治风湿性腰腿疼痛日久痹弱者，本方祛邪扶正，标本兼顾，于慢性痹弱患者，甚为恰宜。酒浸成剂，不拘时随量温饮之，活血温经，助药势之行散，常服酒气不断，续得其功，必能致佳效而早日康复。

3. 湿热壅滞型

茯苓酒

配方：茯苓60克、大枣20枚、当归12克、枸杞子12克、白酒1500毫升。

做法：①将上述各药切碎装瓦坛内，倒入白酒，密封浸泡15天，每隔3日振摇一次，使之混合均匀。②用细纱布过滤去药渣，静置至澄清即可饮用。

功效与作用：健脾补虚，安神益寿。用于脾虚倦怠，肌肉麻痹，身体瘦弱，以及惊悸、失眠、健忘等功效。利水渗湿，健脾化痰，宁心安神，败毒抗癌。药性平和，利湿而不伤正气。可治小便不利、水肿胀满、痰饮咳逆、呕逆、恶阻、泄泻、遗精、淋浊、惊悸、健忘等症。所含茯苓酸具有增强免疫力、抗肿瘤以及镇静、降血糖等的作用。具有松弛消化道平滑肌、抑制胃酸分泌、防止肝细胞坏死、抗菌等功效。

4. 瘀血内滞型

丹参杜仲酒

配方：杜仲30克、丹参30克、川芎20克、江米酒750毫升。

做法：①将上述药材一同捣碎细，装入纱布袋内。②放入干净的器皿中，倒入酒浸泡，密封。③5日后开启，去掉药袋，过滤装瓶即可饮用。

功能与作用：补肾益肝，活血通络。主治肝肾虚，精血不足，腰腿酸痛，久痛络脉痹阻。杜仲：性味甘、微辛，温，有补肝肾、强筋骨的功效；丹参：性味苦、微寒，有活血祛瘀、凉血消痈、养血安神的功效；川芎：性味辛，温，有活血行气、祛风镇痛的功效。

（1）急性发作期

凉血化瘀汤

处方：当归 10 克、丹皮 10 克、茜草 10 克、丹参 12 克、益母草 15 克、赤芍 6 克、红花 3 克、生地 12 克、青皮 10 克、茵陈 12 克、栀子 10 克、蒲公英 15 克。

功能主治：功能活血祛瘀，清热凉血。

用法用量：水煎服，每日 1 剂，日服 3 次。

（2）突出梗阻期

凉血解毒汤

1）郑祥光方凉血解毒汤

处方：连翘 30 克，生地 15 克，紫草 15 克，炒槐米 12 克，大枣 10 枚，甘草 10 克。

功能主治：凉血解毒，主时毒炽盛，伤及血络，血遇热则溢，热毒迫血妄行所致。

用法用量：水煎服，每日 1 剂，日服 3 次。

2）《痘科金镜赋》卷六凉血解毒汤

处方：当归 1 钱 1 分，白芷 5 分，升麻 4 分，紫草 1 钱 5 分，红花 1 钱，赤芍 1 钱，桔梗 8 分，连翘 1 钱。

功能主治：女人非经期出痘、发热、时而血忽至。

用法用量：加灯心 20 根，水煎服。

3）《中西医结合皮肤病学》凉血解毒汤

处方：广角粉 0.9 克（冲服），生地 30 克，玄参 15 克，麦冬 9 克，丹皮 9 克，白芍 12 克，银花 30 克，黄芩 15 克，栀子 9 克，白鲜皮 30 克，土茯苓 30 克。

功能主治：凉血清热，解毒祛风。主急性进行性银屑病，剥脱性皮炎（急性期）、肢端红痛症、丹毒、蜂窝组织炎等见有营血毒热症候者。

用法用量：口渴喜饮者，加生石膏、知母。

4）《赤水玄珠》卷二十八凉血解毒汤

别名：凉血化毒汤

处方：紫草 1 钱，生地 8 分，柴胡 8 分，牡丹皮 7 分，赤芍 3 分，苏木 3 分，防风 3 分，荆芥 3 分，黄连 3 分，木通 3 分，牛子 4 分，天麻 2 分，红花 2 分，甘草 2 分。

功能主治：痘出热不退，痘苗干枯黑陷。

用法用量：水煎服，每日 1 剂，日服 3 次。

（3）淤积化热期

化瘀利水汤

处方：泽兰 15 克，路路通 15 克，大腹皮 10 克，丹参 10 克，山慈菇 10 克，茯苓 15 克，生麦芽 10 克，薏米 20 克，葶苈子 15 克，柴胡 12 克，黄芪 15 克，山药 10 克。

功能主治：活血行水，入肝能活血，入脾能行水；有祛风通络，利水行水；柴胡疏肝；生麦芽有消积化坚作用；山慈菇清热解毒，消肿散结；葶苈子泻肺气之闭塞，以通利水道，利尿消肿；大腹皮，利水消肿，下气宽中；丹参能活血化瘀。

用法用量：水煎服，每日 1 剂，日服 3 次。

（4）症状缓解期

舒筋通络汤

处方：生地 12 克，当归 6 克，白芍 4.5 克（酒炒），川芎 3 克，枸杞子 9 克，木瓜 3 克（酒炒），金毛狗脊 6 克（去毛，切片），楮实子 6 克，川断 6 克，独活 3 克（酒炒），牛膝 6 克，秦艽 3 克，红枣 10 枚，姜 3 片，桑枝 32 厘米。

功能主治：治中风血虚，半身不遂，筋节拘挛，手指屈而不伸，不能步履者。

用法用量：水煎服。

（5）基本恢复期

处方：天麻 57 克，羌活 57 克，熟地 139 克，狗脊（炙）85 克，巴戟天 57 克，肉苁蓉 57 克，淫羊藿 57 克，鹿衔草 57 克，续断 57 克，葛根 57 克，黑附子 28 克，鸡血藤 85 克，川芎 57 克，陈皮 19 克，怀牛膝 57 克，土鳖虫 38 克，莱菔子 28 克，砂仁 9 克。

功能主治：益肝肾、强筋壮骨、活血通络、祛风镇痛。主治颈椎病、肥大性脊椎炎、腰椎骨质增生、关节间骨刺、跟骨刺、足跟病、筋骨受伤后未愈经常性酸痛、风湿、类风湿性关节炎、坐骨神经痛等。

用法用量：方中诸药粉碎成细粉，水泛为丸。口服。一次 5 克，一日 3 次，饭后服用或遵医嘱。30 天为一个疗程。

治疗篇

合适的才是最好的

腰椎间盘突出症是引起腰腿痛最常见的疾病。国外统计发病率为 15.2%~30.0%，国内统计为 18%，也就是说我国约有 2 亿人患有此病。轻者可能腰腿疼，严重者可有下肢麻木、肌肉萎缩或感觉迟钝，更甚者可出现大小便失禁。腰椎间盘突出症的部位，90% 以上在腰 4~ 腰 5 和腰 5~ 骶 1 节段，腰 3~ 腰 4 椎间盘突出占 2%，2 个节段同时突出占 6%~19%。

腰椎间盘突出症绝大多数进行非手术治疗即有效，非手术治疗主要适用于：①轻度、初次发作或病程较短者。②休息后症状可自行缓解者。③ X 线检查无椎管狭窄。椎间盘纤维环破裂、髓核挤出的属于突出或脱出型，是外科情况，保守治疗不仅无效而且适得其反！

仅 15% 左右的患者需采取手术治疗，腰椎间盘突出症的手术指征：①病史超过半年，经过严格保守治疗至少 6 周无效或保守治疗虽有效，但症状经常复发且疼痛较重者。②首次发作的腰椎间盘突出症疼痛剧烈，尤以下肢症状为著，患者因疼痛难以行动及睡眠，被迫处于屈髋屈膝侧卧位，甚至跪位。③出现单根神经麻痹或马尾神经受压麻痹，表现为肌肉瘫痪或出现直肠、膀胱症状。④中年患者，病史较长，影响工作或生活。⑤病史虽不典型，经脊髓造影或其他影像学检查，显示硬脊膜明显充盈缺损或神经根压迫征象，或巨大突出。⑥椎间盘突出合并腰椎管狭窄者。

掌握分期　选择适合自己的治疗方法

腰椎间盘突出症可分为三期：急性期、缓解期、恢复期，并针对不同分期进行相应的治疗。但是时间相对较长。治疗周期基本如下。

1. 急性期

柔和推拿手法、针灸、微波、激光、远红外线照射、中药蒸气浴、中药汤药口服、静滴脱水剂。

常用的物理疗法有：

1）短波、超短波疗法：在起病的初期，为了改善腰椎间盘突出对局部压迫引起的血液循环障碍，消除纤维环破裂产生的渗出、组织水肿等炎性反应，减轻对神经根压迫或刺激所引起的疼痛，一般多采用短波、超短波电疗法。治疗时极板主要放置在病变部位突出的腰椎间盘处。温热量，每日 1 次，每次

20~40 分钟，15~20 次为 1 个疗程。

2）间动电疗：可用小圆形电极，于腰骶部及沿坐骨神经走行区逐点治疗，密波 2~5 分钟；疏波 5 分钟；间升波 5 分钟。每日 1~2 次，15~20 次为 1 个疗程。

3）超刺激电流疗法：可用两个 8 厘米 ×12 厘米大小的电极，一个横置于骶部，另一个竖放于腰部。接通电源后，尽快把电量调至 8~12 毫安，待强烈的通电感消失后，在 2~7 分钟内把电量再增加到 18~23 毫安，每次治疗时间共 15 分钟。每日或隔日 1 次，如有效，可继续治疗至 6~12 次。

4）桐麸热熨法：是恩施土家族民间治疗腰椎间盘突出症的验方。桐麸，又名桐枯，是桐油树果实榨油后剩下的渣子碾压成的饼状物。取桐麸 200 克，碾细，在铁锅内炒热，加白醋适量搅拌炒至烫手，装布袋。患者俯卧位，从腰部、臀部至大腿沿坐骨神经走向来回熨（布袋降温后可在微波炉内加热），每次约 30 分钟，每天 2 次。中医认为，肝肾虚和风邪侵袭是本病关键所在。桐麸加白醋炒热后具有温经通脉、活血化瘀、消炎镇痛的功效，使突出的椎间盘压迫神经根引起的水肿得以消退，无菌性炎症得以解除，故而能达到快速镇痛的目的。

2. 缓解期

缓解期患者疼痛不明显，但其他症状时有时无，仅可以短距离行走，须进一步接受治疗。推拿手法刺激量适当加大，以促进突出椎间盘的回纳，营养神经。同时可运用祛风除湿、活血化瘀、补肾、补气、补血的中药。

3. 恢复期

恢复期患者症状已基本消失，但仍不能像健康人一样长时间行走及正常工作、生活，须巩固治疗。推拿手法以活动类手法为主，以补益肝肾、补气、补血的中药为主，加用补钙剂。同时配合针灸、脉冲、微波、红外线照射及拔火罐等治疗。后期当症状和体征基本消除后，还需根据病情鼓励患者进行功能锻炼，如采用飞燕式、拱桥式或站立位做腰部前屈、后伸、侧弯及在单杠上悬挂，练习前后摆腿。这些练习，尤其对后期更为重要，它可以增强腰背肌的力量，加强脊柱的稳定性，巩固疗效。

腰围，让腰椎休息一下

腰椎间盘突出症患者选用腰围的主要目的是制动，尤其是协助腰背肌限制一些不必要的前屈动作，以使受损的腰椎间盘局部得到充分休息，经过卧床和牵引后的患者开始下床时，佩戴腰围可使腰椎曲线保持较好状态。

（1）腰围选择方法

运动防护腰围选择方法：如患者佩戴腰围是想达到运动防护目的，选择时要重视材料的弹性伸缩，应该保证腰部活动自如，同时应该对关键部位提供支撑力。

医用腰围选择方法：医用腰围主要用于支撑腰部，所以腰围材料内一定要有硬性的高弹性支撑条，而且达到足够的宽度，可以覆盖整个腰骶部肌肉，紧紧裹住腰骶部，患者站立时，腰围可以支撑部分体重，以减少腰椎的负荷。所以在选择腰围时，一定要选择专业的医用腰围。

（2）腰围佩戴注意事项

腰围对腰椎具有良好的制动以及保护作用，腰围规格要与自身腰的长度、周径适应，上缘达肋下缘，下缘至臀裂。过窄、过短的腰围不要佩戴。一般来说，腰椎的急性期者以及腰椎患者在劳动和外出时应该佩戴腰围，但是不要长期佩戴，如果腰部肌肉长期不运动，肌肉就会萎缩，反而加重腰椎间盘突出的症状。腰椎间盘突出症微创手术治疗后3个月内一定要佩戴合适的腰围，以起到保护腰部作用，休息时取下腰围。同时加强腰背肌肌肉训练，以免腰部肌肉萎缩。

牵引，没那么简单

牵引的方式是通过拉开椎间隙使突出的椎间盘回到原位，放松痉挛的肌肉，恢复生理曲度。同时配合针灸、脉冲、微波、红外线照射及拔火罐等治疗。腰椎间盘突出症的牵引疗法是应用力学中作用力与反作用力之间的关系，通过特殊的牵引装置来达到治疗目的的一种方法。

1. 牵引的机制

1）腰椎牵引可使腰椎间隙增大，主要是腰3、腰4、腰5和骶1间隙。据研究表明，腰椎间隙在牵引后较牵引前可增宽1.5~2.5毫米。椎间隙的增宽可使腰椎间盘内成为负压，加之后纵韧带拉紧，有利于突出的髓核回纳，同时能使挛缩的韧带、关节囊和两侧狭窄的椎间孔拉开，从而减轻或消除对神经根的压迫与刺激。

2）牵引使腰椎制动从而使其得到了充分的休息，减少了运动的进一步刺激，有利于减轻组织充血和促进水肿的吸收，还可松弛痉挛的腰背肌肉，更加减轻椎间盘压力。

3）牵引有利于使腰椎小关节微小异常的改变恢复到正常关系，有利于嵌顿的脊柱小关节滑膜复位，复位关节突关节的轻微错位。

2. 牵引方法

1）骨盆持续牵引法：患者卧硬板床，用骨盆牵引带绕腰部固定，带的左右两侧各连接一根牵引绳至床的足端，或用双下肢皮牵引，牵引绳通过滑轮后每侧悬挂 5~10 千克重物，床脚抬高 10~15 厘米以产生反牵引力。牵引可 24 小时不间断，牵引重量可逐渐增加。一般卧床 3~4 周，随症状好转可允许每天少量起床活动，慢慢增加活动量，再巩固疗效 2~3 个月。若不抬高床脚，则须固定上身，以对抗下肢的牵引力。

骨盆持续牵引法主要作用：

① 对腰部起固定和制动作用：牵引时，在作用力和反作用力的平衡状态下，受牵拉的腰部处于一个相对固定的正常力线状态，腰部的运动范围及幅度较卧床休息和佩戴腰围时更进一步得以限制，以便于减轻或消除局部的充血、渗出、水肿等炎性反应。

② 松弛腰背部肌肉：腰椎间盘突出症，由于脊神经的受压或受刺激，多伴有腰背部肌肉痉挛，这样不仅导致了腰部的疼痛症状，而且还会构成腰椎的力线不正。牵引疗法，可以逐渐使腰背肌放松，解除肌肉痉挛。

③ 恢复腰椎的正常力线：在牵引时，随着牵引时间的延长，力线不正的现象可以逐步恢复至正常。

④ 改善突出物与神经之间的关系：对于腰椎间盘突出症轻型或早期的患者，牵引疗法可使椎间隙逐渐被牵开，而有利于突出物的还纳。对于病程相对较长的患者，牵引可将粘连组织和挛缩的韧带、关节囊牵开使椎管间隙相应增宽，两侧狭窄的椎间孔也可同时被牵开，从而缓解或消除了对神经根的压迫与刺激，对减轻下肢麻木和疼痛有较好效果。

2）大力水平短暂牵引法：患者平卧，胸部和骨盆用牵引衣固定，牵引力控制在 30~60 千克，持续 20~30 分钟。这种大力牵引可以将韧带拉松，使椎间隙增大，以利于突出的椎间盘回纳。牵引后患者应平卧休息，数日后再进行下一次治疗。牵引重量应视患者体质情况灵活掌握，切忌牵引太猛引发病情加重。

3）机械牵引：牵引往往是电动甚至是电脑自动控制，在牵引的同时进行一些物理治疗。如自动脉冲牵拉治疗床，床面分上半身和下半身，均可控制来回滑动。上半身床面主要控制患者上半身做自动间歇往返慢牵引及持续静牵引，下半身床面控制患者下半身做脉冲牵拉。再如振动牵引床在静止牵引 5~8 分钟后，可将床板中段上升，抵住患者腰骶部，并振动 2~3 分钟，休息片刻，然后慢慢放松牵引，再休息数分钟。有些较先进的电脑控制的牵引装置，可随时调节牵引力量，对力量过重可报警，还可显示腰背肌张力大小的变化。

 ## 物理疗法　百花齐放

物理疗法早在原始社会，人们狩猎追逐野兽，常常被荆棘绊倒，造成软组织损伤，于是便本能地用手去抚摸、按揉、解除病痛，形成原始的按摩法。古希腊的渔夫在捕鱼的过程中，有时被带电的鱼击伤，后来发现原来患有关节痛的人获得了好转或痊愈，发展到现代应用静电、无线电磁波、各种脉冲电流治疗疾病。物理疗法在我国有着悠久的历史，早在公元 2 世纪以前，《黄帝内经》一书就有针灸、按摩、拔罐、用水治疗的记载。春秋战国和秦汉时期，按摩就成为重要医疗手段。从 20 世纪 50 年代我国建立了理疗学专业，进行了大量尝试性的工作均取得了显著的成绩。物理疗法在国外的发展最初始于公元 4 世纪前，古希腊医师 Hippocarates 就倡导应用矿泉、日光、海水等治病。至 17 世纪发现静电，开始有了人工电疗法，1801 年发现紫外线，1802 年发现红外线，1891 年应用白炽灯治病，1908 年应用中波透热治病，到了 20 世纪 30 年代开始使用超声波治病。由于现代物理学、生物学的迅速发展，物理治疗日益受到重视，已成为临床综合治疗及康复医疗中的一个重要组成部分。物理治疗属无损伤治疗方法，易被病伤残者所接受。物理治疗的作用广，不仅可用于对症治疗，而且可作为某些疾病的病因治疗。若能正确地选择应用各种物理治疗法，可收到提高疗效、缩短疗程、减少并发症及后遗症的效果，有利于患者及伤残者的康复。

1. 物理疗法的作用

在对腰椎间盘突出症的治疗中，它能起到重要的辅助作用。物理因素通过对局部的直接作用和神经、体液的间接作用引起人体反应，调整血液循环，改善营养代谢，提高免疫功能，调节神经系统功能，促进组织修复，因而可消除致病因素，改善病理过程，达到治病的目的。

1）镇痛作用：疼痛是腰椎间盘突出症的主要症状之一，表现为腰部疼痛向单侧或双侧下肢放射。理疗中的各种热疗及电刺激疗法，均能缓解疼痛，可起到对症治疗的作用。

2）消炎作用：腰椎间盘突出症的患者，由于纤维环破裂或突出物压迫神经根，局部往往出现炎性反应。热疗、短波、超短波、红外线等理疗手段，均有促进炎症消退、吸收的作用。

3）松解粘连、软化瘢痕的作用：理疗可以松解各种原因造成的粘连，尤其对接受手术治疗的腰椎间盘突出症患者的恢复有一定的作用。

4）兴奋神经、肌肉的作用：若腰椎间盘突出症治疗不及时，可因神经根受压时间过长，引起下肢麻木、肌肉萎缩等症状。低、中频电疗等能刺激兴奋神经，使之修复再生，或做电体操使肌肉兴奋收缩，促使感觉恢复。

2. 适应证及禁忌证

综上，可见物理治疗的种类繁多，市面上可见的各种理疗设备也是参差不齐，鱼龙混杂，现将物理治疗的适应证及禁忌证介绍如下。

适应证：

1）炎症：如急性、亚急性和慢性炎症，包括化脓性或非化脓性、体表和深部炎症。

2）各类损伤：软组织损伤、神经损伤。

3）粘连及瘢痕：术后粘连、瘢痕增生。

4）溃疡：皮肤溃疡、胃溃疡、伤口未愈合。

5）功能障碍性疾病：肌肉、关节、血管、内脏、代谢、内分泌功能障碍及神经症。

禁忌证：

严重的心脏病和动脉硬化、动脉瘤、出血倾向、高热、恶病质、活动性肺结核及癌肿均属理疗禁忌证。

3. 物理疗法的分类

应用天然物理因子：日光疗法、空气浴疗法、森林疗法、海水浴疗法、气候疗法等。

应用人工物理因子：声疗（治疗性超声波）、电疗（直流电疗：离子导入法等；低频电疗：包括 TENS、间动电疗等；中频电疗：即干扰波治疗；高频电疗或透热疗法：包括短波热疗、微波热疗和磁疗等）、冷疗（冰敷、冰按摩等）、热疗（热敷、蜡疗、透热疗法等）、力（牵引力、压力、撞击力、摩擦力等）、磁疗（静磁场疗法、脉冲磁场疗法、低频交变磁场疗法等）、光疗（红外线光疗、紫外线光疗、可见光疗法、激光疗法）、水疗（对比浴、旋涡浴、气泡浴等）。

现将与腰椎间盘突出症相关的物理治疗方法介绍如下：

（1）电疗法

1）直流电疗法

①单纯直流电疗法：将直流电作用于人体以治疗疾病的方法，有促进骨折愈合的作用。小剂量直流电阴极，可促进骨生长。但高热、恶病质、心力衰竭、急性湿疹、有出血倾向患者禁用。

②直流电离子导入疗法：利用直流电将药物离子导入人体以治疗疾病的方法。

③电水浴疗法：将肢体浸入水中，再通以不同波形的电流以进行治疗的方法。

2）低频脉冲电疗法：应用频率低于 1000Hz 的各种波形的脉冲电流治疗疾病的方法，这种电流具有强刺激作用。

①感应电疗法：又名法拉第电流，应用这种电流治疗疾病的方法，称感应电疗法。适用于失用性肌萎缩、神经功能丧失等疾患。

②神经肌肉电刺激疗法：应用低频脉冲电流刺激神经肌肉，引起肌肉收缩治疗疾病的方法。

③超刺激电流疗法：利用超过一般剂量的电流强度进行低频脉冲电疗的

方法。

④间动电疗法：在直流电基础上，叠加经过半波或全波整流的低频正弦电流治疗疾病的方法。

3）中频正弦电疗法：使用频率为1000~100 000Hz的正弦交流电进行治疗的方法。

①干扰电疗法：用两路频率相差0~100Hz的中频正弦电流，交叉地输入人体，形成干扰场，使之内生0~100Hz的低频调剂的脉冲中频电流，以治疗疾病的方法。

适应证：局部血循环障碍性疾病，如缺血性肌痉挛；周围神经疾病，如神经痛、神经炎、周围神经损伤或炎症引起的神经麻痹和肌肉萎缩等。

②等幅中频正弦电疗法：是应用频率为1000~5000Hz的等幅中频正弦电流进行治疗的方法。

适应证：肌肉韧带关节的劳损、捩伤、挫伤、关节炎、肩周炎、骨关节炎、肱骨外上髁炎、风湿性关节炎等。

4）高频电疗法：应用振荡频率高于100 000Hz的交流电治疗疾病的方法。

①短波疗法：应用波长10~100米的高频电磁波作用于人体的治疗方法。

②超短波疗法：应用1~10米的电磁波作用于人体的治疗方法。

③微波疗法：适用1毫米~1米的特高频电磁波作用于人体的治疗方法。

（2）光疗法

利用日光或人工光线（红外线、紫外线等）预防和治疗疾病以及促进机体康复的方法。包括红外线疗法、可见光疗法、紫外线疗法、激光疗法等。

1）红外线疗法：利用红外线治疗疾病的方法。适用于风湿性关节炎、神经根炎、多发性末梢神经炎、痉挛性麻痹、周围神经损伤等。

2）紫外线疗法：利用紫外线治疗各种疾病的方法。适用于各种炎症、骨折和神经痛等。

（3）超声疗法

超声疗法是利用超声波治疗疾病的方法。适用于各种炎症、坐骨神经痛、冻伤、扭挫伤等。

超声疗法有超声－间动电疗法和超声药物透入疗法。

1）超声-间动电疗法：同时应用超声波和间动电疗法作用于人体，以达到治疗疾病的目的。

2）超声药物透入疗法：是利用超声波把药物经过完整的皮肤或黏膜，透入人体内的治疗方法。

（4）传导热疗法

以各种热源为介质，将热直接传至人体，并传导至皮下更深层组织，令人体细胞活化，促进新陈代谢，增进人体的免疫功能，从而达到康复治疗的目的。主要方法如下。

1）泥疗法：用各种泥类物质加热后作为介质，涂敷在身体的一定部位，将热传至人体，达到治疗作用的方法。

2）石蜡疗法：以加热熔解的石蜡为温热介质，涂敷于患部，将热能传入人体，以达到治疗目的的方法。

3）玉石疗法：如健康坊温热理疗仪，利用电热原理加热玉石产生大量的远红外线，而作用于人体。

 推拿按摩要慎重

推拿治疗主要是增加局部组织痛阈，改善腰肌高张力状态；降低椎间盘内压力，增加椎间盘外压力，促使突出物还纳，为纤维环的修复创造条件；改变突出物位置，缓解神经根受压状态；加强气血循行，促使神经根及周围软组织水肿的吸收。以舒筋通络、理筋整复、活血化瘀为治疗原则。部位在背腰部及下肢，取肾俞、大肠俞、承扶、殷门、委中、承山、昆仑穴。手法有揉法、按压法、滚法、弹拨法、运动关节类手法等。

1. 适应证及禁忌证

适应证：

1）病程较短的凸起型突出，或病程虽较长但症状和体征均较轻者；

2）具有较大的三角形椎管，突出物居中央或是中间位者；

3）年龄较轻，无神经根或马尾神经损害者；

4）病程较短（一般不超过 2 个月），虽有神经根疼痛但不伴有侧隐窝狭窄者；

5）无严格手术指征者。

禁忌证：

1）骨质增生明显或突出物钙化者；

2）病程长，多次推拿治疗效果不佳或反复发作者；

3）全身症状较差，不能接受推拿治疗者。

2. 揉摩法

操作者立其身旁，以双手拇指或手掌自肩部起，循脊椎两旁足太阳膀胱经路线，自上而下揉摩过承扶穴后改用揉捏，下至殷门、委中而过承山穴，重复 3 次。但椎间盘突出部位忌重揉，因过度用力揉摩突出部位，将会使椎间盘增加突出机会，扩大突出面积，使已突出的椎间盘不能复位，甚至游离。

腰椎间盘突出症患者很多伴有骨质增生，按摩可减轻疼痛，减慢骨刺的进展。其按摩方法是：

1）两手合掌擦热，将手掌贴于腰部脊柱两侧（相当于肾俞穴），做上下摩擦，各 36 次，力量要适中。

2）两手相叠置于腰部脊柱"命门穴"所在处，上下摩擦 36 次。

3）以两手示指、中指和无名指的指尖，紧贴于一侧的棘突旁，将一侧肌肉用力向外推开，然后从腰肌外侧缘由外向脊柱挤压各 10 次，两侧交替进行。

4）两手握成空拳叩打腰部肌肉，同时腰部做前后左右的放松活动。敲打 1~2 分钟。

3. 恢复期的推拿手法

包括腰背部软组织松解手法 + 牵抖及斜扳或定点旋转复位。其中，青壮年以腰背部软组织松解手法、牵抖及定点旋转复位为主，体弱年长者以腰背部软组织松解手法加斜扳为主，隔日一次。扳法分俯卧扳法和侧卧扳法两种，俯卧扳法又分为扳腿法和扳肩法。

1）俯卧扳腿法：术者一手按压患者第 3、4 腰椎，一手托对侧膝关节，使关节后伸至一定程度，双手同时相对交错用力。恰当时可听到弹响声，左右各做一次。

2）俯卧扳肩法：术者一手按压于患者第4、5腰椎处，一手扳起对侧肩部，双手同时交错用力，左右各做一次。

3）侧卧扳法：患者侧卧，健肢在下并伸直，患肢在上并屈曲，术者立于患者腹侧，屈双肘，一肘放于患者髂骨后外缘，一肘放于患者肩前（与肩平），相互交错用力，然后换体位，另侧再做一次。

4）仰卧盘腰法：患者仰卧，屈膝屈髋，术者双手握其双膝，使贴近胸前，先左右旋转摇动，然后推动双膝，使腰髋膝过度屈曲，反复做数次，继之以左手固定患者右肩，右手向对侧下压双膝，扭转腰部，然后换右手压患者左肩，左手向相反方向下压双膝，重复1次。

4. 捏耳朵护腰椎

"别看耳朵离脊椎那么远，经常按摩可以减少脊椎病的发生。"专家介绍说，"人的耳轮就像倒过来的脊椎，从上到下对应着腰椎、胸椎和颈椎。每天按摩这些部位可使对应部位得到保健。"

耳朵上的那道最硬的脊，就是耳轮。顺着耳轮找，上端协处，对应的就是管腰椎的穴位；下端协处，对应的是管颈椎的穴位；上端2/5处，对应的就是管胸椎的穴位。

耳朵是神经末梢的汇集地，而脊椎则是全身神经的集中地。当用大拇指和示指，顺着捏这三处穴位时，就可以刺激耳部神经末梢的反射，并将反射传达到脊椎中，不断刺激，就能起到刺激脊椎血液循环、保健防病的作用。

此外，人的耳轮上，还可看出一些脊椎健康的端倪。比如，如果耳轮软骨摸起来不那么光滑，感觉疙疙瘩瘩的，像中医上说的有结节，就可能有骨质增生。这个时候就要注意预防了，应适当增加饮食中钙的摄入，并增加负重运动。如果耳轮上对应腰椎间盘的上1/5处呈现黄红色，可能意味着存在腰椎间盘突出症，随着治疗的进行、症状的缓解，黄红色也会慢慢褪去。

中医疗法有特效

腰椎间盘突出症属于中医学的"腰痛""痹症"范畴。中医认为本病多由正气不足风寒湿邪侵袭肌体或因劳损、跌、扑、闪、挫等而致经络阻滞，气血运行失畅，肝肾不足，筋脉失养而出现肢体疼痛、麻木、肿胀及活动受限等症状。也正是这一观点奠定了"不通则痛""不荣则痛"的疼痛机理。西医认为腰椎间盘突出症主要是腰椎退行性改变，纤维环破裂，髓核突出，压迫脊神经或神经根鞘膜外脂肪组织，使其水肿、充血、粘连，纤维组织增生等继发无菌性炎症的变化，这些炎症再刺激硬膜或神经根鞘膜而引起一系列症状。

祖国医学发展至今天，腰椎间盘突出症的中医治疗有了长足的进步，成为保守治疗中非常有效的一种治疗手段，并且以绿色、无创伤治疗为世人称道。但是由于一些民间医师的粗暴治疗带来了比较严重的副作用，如椎间盘突出程度加重、脊髓损伤等，所以很多人被推拿、按摩吓坏了。腰椎间盘突出症中医治疗中首选的疗法是手法治疗，其次是针灸治疗，再其次可以配合外用药物和口服药物的治疗。现代中医手法治疗的原理是主要通过一些复位手法调整腰椎椎体的微小位置而改变腰椎神经根的位置，从而减轻神经根的压迫，达到消除症状的目的。临床上，患者只要疼痛，就提示受压的神经根水肿、炎症，理论上讲只要活络消炎就会有较好的疗效，或者注意休息依靠机体自我修复、吸收神经根水肿，水肿减轻了，受压的程度就减轻了，症状就会减轻或消失，所以老百姓都会有"疼痛好治，麻木难治"的看法，如果只有麻木就提示神经根只是单纯受压而没有水肿、炎症，这种情况只有通过手法来改变受压的情况，才能消除症状，而无法依靠机体自己的修复或者针灸、药物的治疗来消除症状。

关于手法力度的问题，大部分人喜欢偏重的手法，其实这是个误区。《医宗金鉴·正骨心法要旨》在谈到手法时说："法之所施，使患者不知其苦，方称为手法也"。严格地说，不讲究技巧的简单动作不能称之为"法"。有些人认为按摩治疗保健，只要有力气就行，甚至认为力气越大越好。这种方法是片面的，甚至是有害的。早在明朝时，名医张介宾对此就曾提出过批评。他曾说："专用刚强手法，极力困人，开人关节，走人元气，莫此为堪；病者亦以谓法所当然，即有不堪，勉强忍受，多见强者致弱，弱者不起，非怕不能去病，而适以增害，用若此辈者，不可不为知慎。"

1.灸疗

灸具有疏通经络、散寒逐痹、活血化瘀、软坚散结之功效；再佐以活血化瘀、行气镇痛的中药，在艾灸热力的作用下使药物的功效得以充分发挥，通过皮肤腠理、络脉，药效直达病灶部位，进一步改善局部血液循环，解除肌肉痉挛，缓解松弛局部的肌肉，促进炎症产物及代谢产物的吸收，从而达到缓解疼痛的治疗目的。

药物组成及治法：透骨草 30 克，伸筋草 30 克，乳香 15 克，没药 15 克，红花 30 克，土鳖虫 30 克，干姜 30 克，元胡 30 克，生川乌 30 克，生草乌 30 克，白芷 30 克，当归 30 克，川芎 30 克，共研为细粉，装瓶备用。治疗时取适量药粉，用醋调成稠糊状。患者俯卧位，在腰部压痛明显处或相应节段处（经 CT 检查确定的突出节段），摊敷药糊，厚 3 毫米左右，再取点燃的艾条在药糊上应用回旋灸手法施灸，每次灸 30 分钟，待药糊无温热感后，除去敷药。每天 1 次，15 天为 1 个疗程。

2. 拔火罐

拔火罐是民间对拔罐疗法的俗称，它是借助热力排除罐中空气，利用负压使其吸着于皮肤，造成瘀血现象的一种治病方法。这种疗法可以逐寒祛湿、疏通经络、祛除淤滞、行气活血、消肿镇痛、拔毒泻热，具有调整人体的阴阳平衡、解除疲劳、增强体质的功能，从而达到扶正祛邪、治愈疾病的目的。所以，许多疾病都可以采用拔罐疗法进行治疗。比如：人到中年，常见筋骨疼，按中医的解释多属风湿入骨。拔火罐时罐口捂在患处，可以慢慢吸出病灶处的湿气，同时促进局部血液循环，达到镇痛、恢复机能的目的，从而治疗风湿"痹痛"筋骨酸楚等不适。由于拔火罐能行气活血、祛风散寒、消肿镇痛，所以对腰背肌肉劳损、腰椎间盘突出症有一定的治疗作用。

3. 倒悬疗法

倒悬疗法是中医保守治疗腰椎间盘突出症的典范。该疗法是在人体处于逆向体位的情况下，医师对患者施以几种不同的推拿手法。人体在倒悬时，可以尽可能地伸展腰部肌肉，使腰部肌肉松弛，缓解疼痛，加上倒悬牵引的作用，还可牵伸黄韧带，增加侧隐窝的容积。倒悬疗法在缓解患者软组织的紧张程度、增加关节稳定性、调整脊柱正常曲度、缓解神经根粘连，甚至促进突出椎间盘的回纳等方面均有较好疗效，因而受到越来越多患者的喜爱。需要提醒的是，该疗法必须由专业医师操作，患者切勿自行施治。

多种按摩手法的综合运用，是倒悬治疗的一大特色，可有效缓解患者的临床症状。其中，摆动手法可松解神经根的粘连，改变神经的感觉及运动功能；旋转复位手法可使突出椎间盘在特定的空间发生不同程度的变位、变形，增加神经根、硬膜囊的相对空间，改善神经受压状况；倒悬扳法可纠正腰椎小关节的病理性倾斜，恢复和重建脊柱生物力学平衡，纠正解剖位置的失常。

 ## 药物治疗选择多

腰椎间盘突出症的药物治疗一般仅作为以缓解症状为主要目的的一种辅助性治疗手段。对于疼痛症状难以忍受、不能平卧、不能入睡的患者可适当给予抗炎和镇痛药物口服；或者可用解痉镇痛酊或消痛贴外用，以缓解局部疼痛。尽量减轻患者的痛苦，有利于施行其他康复治疗方法。在腰椎间盘突出症急性期，脊神经根袖处水肿较为明显，这不仅是引起剧烈疼痛的主要原因之一，而且也可由此引起继发性神经粘连。为了消除局部的反应性水肿，可静脉滴注皮质激素类药物，服用氢氯噻嗪等利尿剂，静脉滴注甘露醇等脱水剂。对于在退行性改变基础上发生的腰椎间盘突出症患者，特别是老年患者，可采用微创技术治疗。若患者在患有腰椎间盘突出症后已有不同程度的肌肉萎缩，可用薄芝糖肽肌内注射，一次2毫升（1支），一日2次。静脉滴注：一日4毫升（2支），用250毫升0.9%氯化钠注射液或5%葡萄糖注射液稀释后静脉滴注。1~3个月为1个疗程。

1. 活血化瘀药

临床上常用的活血化瘀药有丹参注射液、川芎嗪注射液、红花注射液、丹参川芎嗪注射液。

（1）丹参注射液

成分：丹参

药理作用：扩张冠状动脉，增加冠状动脉血流量，改善心肌缺血，促进心肌缺血或损伤的恢复，缩小心肌梗死范围；提高耐缺氧能力，对缺氧心肌有保护作用；改善微循环，促进血液流速；扩张血管，降低血压。改善血液流变性，降低血液黏度，抑制血小板和凝血功能，激活纤溶，对抗血栓形成；保护红细胞膜。调节血脂，抑制动脉粥样硬化斑块的形成。保护肝细胞损伤，促进肝细胞再生，有抗肝纤维化作用。促进骨折和皮肤切口的愈合。保护胃黏膜、抗胃溃疡。对中枢神经有镇静和镇痛作用。具有改善肾功能、保护缺血性肾损伤的作用。具有抗炎、抗过敏的作用。对金黄色葡萄球菌、多种杆菌、某些癣菌以及钩端螺旋体等有不同程度的抑制作用。

适应证：活血化瘀，通脉养心。用于冠心病、胸闷、心绞痛。

用法用量：肌内注射，一次 2~4 毫升，一日 1~2 次；静脉注射，一次 4 毫升用 50% 葡萄糖注射液 20 毫升稀释后使用，一日 1~2 次；静脉滴注，一次 10~20 毫升，用 5% 葡萄糖注射液 100~500 毫升稀释后使用，一日 1 次。

禁忌：对本品有过敏或严重不良反应病史者禁用。

不良反应：偶见过敏反应。

（2）川芎嗪注射液

成分：盐酸川芎嗪

药理作用：川芎嗪能扩张冠状动脉，增加冠状动脉血流量，改善心肌的血氧供应，并降低心肌的耗氧量；川芎嗪可扩张脑血管，降低血管阻力，显著增加脑及肢体血流量，改善微循环；能降低血小板表面活性，抑制血小板凝集，预防血栓的形成；所含阿魏酸的中性成分小剂量促进子宫平滑肌收缩，大剂量抑制子宫平滑肌收缩；水煎剂对动物中枢神经系统有镇静作用，并有明显而持久的降压作用；可加速骨折局部血肿的吸收，促进骨痂形成；有抗维生素 E 缺乏作用；能抑制多种杆菌；有抗组胺和利胆作用。

适应证：用于闭塞性脑血管疾病如脑供血不足、脑血栓形成、脑栓塞，及其他缺血性血管疾病如冠心病、脉管炎等。

用法用量：静脉滴注，缺血性脑血管病急性期及其他缺血性血管疾病，以本品注射 40~80 毫克（1~2 支），稀释于 5% 葡萄糖注射液或氯化钠注射液 250~500 毫克中静脉滴注。速度不宜过快，一日 1 次，10 日为 1 个疗程。

禁忌：脑出血及有出血倾向的患者忌用，对本品过敏者禁用。

不良反应：偶有口干，嗜睡等。

注意事项：脑水肿患者慎用，不适于肌内注射，静脉滴注速度不宜过快。

（3）红花注射液

成分：红花

适应证：活血化瘀。用于治疗闭塞性脑血管疾病、冠心病、脉管炎。

功能主治：活血化瘀，消肿镇痛。主要用于治疗外伤、闭塞性脑血管疾病、冠心病、心肌梗死、脉管炎；对高脂血症、糖尿病并发症、月经不调、类风湿关节炎等有辅助治疗作用。对抗凝血，抑制血栓形成，明显改善血液流变学指标。对缺血再灌注损伤（心脏、肝脏、血管壁）有保护作用。抑制血管内皮细胞过度增殖，稳定血管内膜，治疗血管增殖性疾病。

用法用量：治疗闭塞性脑血管疾病，静脉滴注，一次 15 毫升，用 10% 葡萄糖注射液 250~500 毫升稀释后应用，一日 1 次。15~20 次为 1 个疗程。

禁忌：孕妇禁用。过敏体质人群（如：药物过敏、花粉过敏、日光过敏、海鲜等食物过敏）慎用。

注意事项：个别患者首次用药时可见寒战，有发热感，所以首次用量酌减，慢速滴注。本品为中药注射剂，保存不当可能影响产品质量。使用前必须对光检查，发现药液出现混浊、沉淀、变色、漏气或瓶身细微破裂者均不能使用。

（4）丹参川芎嗪注射液

成分：丹参、盐酸川芎嗪。

辅料：甘油、注射用水。

药理作用：有抗血小板聚集，扩张冠状动脉，降低血液黏度，加速红细胞的流速，改善微循环，并具有抗心肌缺血和心肌梗死的作用。

主要成分丹参和盐酸川芎嗪，静脉滴注后药物在体内吸收完全，分布广泛，主要分布于心、脑、肺、肝、胆、脾、小肠和肾脏等器官，其中以心、脑、肺、肝等血流丰富的组织器官药物浓度最高，能快速透过血脑屏障，在脑组织中持久存在。药物清除快，主要经生物转化清除，绝大部分经肾脏从尿液排出，极少部分从粪便排出。当机体处于病理状态时可使体内分布速率及总清除率显著减慢，半衰期延长，生物利用度明显增强。

适应证：用于闭塞性脑血管疾病，如脑供血不全，脑血栓形成，脑栓塞及其他缺血性心血管疾病，如冠心病的胸闷、心绞痛、心肌梗死、缺血性中风、血栓闭塞性脉管炎等症。

用法用量：静脉滴注，用 5%~10% 葡萄糖注射液或生理盐水 250~500 毫升稀释，每次 5~10 毫升。

禁忌：脑出血及有出血倾向的患者忌用。

不良反应：偶见有皮疹。

相互作用：不宜与碱性注射剂一起配伍。

活血化瘀类药物具有扩张血管、改善微循环、调节机体代谢、促进组织恢复及抗炎等作用。还可通过活血化瘀、理气镇痛，改善病变椎间盘组织的微循环，促进溶解的椎间盘组织吸收，减轻突出物压迫神经而造成的无菌性炎症及粘连，改善临床症状，减少疼痛的发生，故能取得较为满意的疗效。

2. 消炎镇痛药

药物治疗是控制慢性疼痛的主要方法，正确的镇痛措施可以使95%以上的患者疼痛得以缓解。世界卫生组织提出治疗疼痛的三阶梯用药方案是：①对于初起的轻度疼痛患者，可以使用非阿片类镇痛药（如非甾体抗炎药：对乙酰氨基酚、水杨酸盐等），并视病情同时使用或不用辅助类药物。这就是第一阶梯的镇痛阶段。②对于从轻度疼痛发展到中度疼痛的患者，药物治疗可以逐渐过渡到弱阿片类镇痛药（如氨酚待因、可待因等），同时视病情需要决定是否同时使用非甾体类药物和辅助类药物。这就是第二阶梯的镇痛阶段。③对于具有中度到重度疼痛的患者，最后可选用强阿片类镇痛药（如吗啡即释片、控释片或芬太尼贴剂等），同时也要视病情需要，决定是否合并使用非甾体类和辅助类药物。这就是第三阶梯的镇痛阶段。

（1）非甾体抗炎镇痛药（NSAIDs）

1）非甾体类抗炎镇痛药分类：①酸类：阿司匹林、布洛芬等大多数。非酸类：乙酰氨基酚。②环氧化酶 -1（COX-1）特异性抑制剂：阿司匹林（小剂量）。COX-1 非特异性抑制剂：吲哚美辛、布洛芬、萘普生、双氯芬酸等。COX-2 选择性抑制剂：萘丁美酮、美洛昔康、依托度酸等。COX-2 特异性抑制剂：塞来昔布、罗非昔布等。

2）NSAIDs 作用机制：通过抑制 COX，减少前列腺素合成，实现镇痛、解热、抗炎、抗风湿作用。

3）NSAIDs 共同特征：镇痛、解热、抗炎、抗风湿；长期应用无耐受性和成瘾性；有"封顶效应"；控制轻中度疼痛。

4）适应证：①各种急、慢性炎性关节炎，风湿（类风湿）关节炎、骨关节炎、强直性脊柱炎、痛风性关节炎、反应性关节炎等。②多种软组织痛。③运动系统退行性疾病。④痛经、头痛、牙痛、术后痛、癌痛等。⑤非感染性发热。⑥预防血栓形成。⑦其他。

5）毒副作用：副作用为胃肠反应、肝毒性、肾损伤、血液系统、心血管毒性、过敏反应、其他。美国 FDA（2005）发布声明指出：所有的 NSAIDs 均有潜在的心血管风险，其中列出的 21 种药包括常用的芬必得、双氯芬酸等。其中最常见胃肠道反应。

预防及处理：①预防：餐后、直立位用药、剂型（肠溶）、用药途径（胃肠外）。②处理：减量或停用，预防溃疡复发，抑酸剂治疗溃疡，用 COX-2 特异性抑制剂等。③注意：解热镇痛——小剂量；消炎——较大剂量。

6）使用方法和注意事项：非甾体类药物大多是以口服为主，长期服用很少出现依赖性或耐药性。作为第一阶梯镇痛的主打药物，它又常常是患者疼痛初起时首先服用的镇痛药；而在随后的病程延长和病情变化的过程中，伴随疼痛的加重进入第二或第三阶梯镇痛时，也往往需要同时服用非甾体类药物以增强镇痛效果。临床上常会伴随着一些不良反应的发生，如胃肠道的不良反应、肝肾功能障碍、潜在的出血倾向等等，这些又都是影响患者服用非甾体类镇痛药的重要因素。还需要特别指出的一点是，非甾体类药物的镇痛作用具有"封顶现象"，即这类药物镇痛剂量是有限的。也就是说，当一种药物的有效镇痛剂量增加至一定程度后，即便是再增加多少用药剂量，其镇痛效果并不能得到相应的增强，而不良反应和毒副作用却有明显的增加，临床上把这种情况也称之为"天花板效应"。这就提示我们在临床镇痛过程中，当服用一种非甾体类药物剂量达到最高限量后，镇痛效果并不理想时，不要再无限制地增加用药剂量，而应改用另一种药物镇痛，否则将适得其反；另外，也不要选用两种以上的非甾体类药物同时使用，以减少不良反应和毒副作用的发生。

常用药物简介：

阿司匹林（aspirin）又名乙酰水杨酸

最有效的适应证有两种：由炎症造成的疼痛，如急性风湿性关节炎。目前仍是抗风湿的首选药物。癌症转移到骨的疼痛（抑制 PGE_2）。其抗血小板聚集作用，可防止血栓形成。对内脏疼痛治疗效果更好。

镇痛用法：成人用量 0.3~1.0 克 / 次，3 次 / 日。

阿司匹林肠溶片

解热、镇痛、抗炎、抗风湿、抑制血小板聚集作用。

不良反应：胃部不适、恶心、呕吐、消化道溃疡和出血，抑制血小板聚集，出血时间延长，严重肝损害。维生素 K 缺乏、血友病患者禁用。过敏反应，其中哮喘最严重，有可能致死。水杨酸反应，症状为头痛、眩晕、耳鸣、视听力减退，用药量过大时，可出现精神错乱、惊厥甚至昏迷等。在长期使用的情况下出现胃病概率较大，尤其是阿司匹林作用于抗风湿时。瑞氏综合征（Reye Syndrome），是由脏器脂肪浸润所引起的以脑水肿和肝功能障碍为特征的一组症候群，又称脑病合并内脏脂肪变性综合征。1963 年由 Reye 首先报道。多发生在 6 个月至 15 岁的幼儿或儿童，平均年龄 6 岁，罕见于成年人。

对乙酰氨基酚

即扑热息痛，对解热镇痛十分有效。口服后在胃肠道迅速吸收，半小时至 1 小时即可达到血药浓度高峰，其镇痛作用缓和而持久，强度略高于阿司匹林。与其他非甾体类药不同的是，其抗炎作用较弱，而且几乎不对血小板产生凝集抑制作用，所以治疗剂量的对乙酰氨基酚不良反应较轻。该药不刺激胃黏膜，也可以用于对阿司匹林过敏者。对乙酰氨基酚主要用于各类轻度至中度的疼痛，也是与阿片类药物联合服用机会最多的药物，所以在疼痛治疗中是第一阶梯的首选药。

用法：常规用量为 500~1000 毫克 / 次，每 6~8 小时服用 1 次，每日总量不宜超过 4 克（即"封顶"剂量）。对有慢性酒精中毒或肝脏疾病患者则要慎用。

双氯酚酸钠

商品名为双氯灭痛或戴芬，具有良好的解热镇痛作用。服用后有效成分与血浆蛋白有较好的结合力，血药浓度在 2 小时内可达高峰。

剂型：25 毫克或 50 毫克的肠溶片和 100 毫克的缓释片。

用法：成人为每次 50~100 毫克，每日最大剂量不宜超过 300 毫克。该药尤其适用于炎性疼痛和转移性骨痛。

不良反应：主要是胃肠道的不适应性及肝脏损害，用药过程中出现肝功能异常者应及时停药。

布洛芬

又称丁苯丙酸，商品名称芬必得，也是使用非常广泛的一种非处方镇痛药，其镇痛强度较阿司匹林、对乙酰氨基酚等强。其口服后生物利用度在 80 % 以上，胃肠道的不良反应小于阿司匹林或消炎痛等非甾体类药物。

用法：200~600 毫克，4~6 小时口服 1 次，每日总量不宜超过 3200 毫克。对其他非甾体类药物耐受性差者，对布洛芬可有良好的耐受性。

罗非昔布

商品名为万络。其最大优点是对胃肠道的安全性大大增加，对血小板的凝集影响也相对较弱。临床多用于合并骨转移所导致的骨痛，疗效明显。

用法：每次 12.5~25 毫克，1 次 / 天。服用过程中可能与其他非甾体类药物有交叉性过敏反应，同时要注意对肝肾功能可能导致的直接或间接性损害。

塞来昔布

商品名西乐葆。这也是一种新型选择性 COX-2 抑制镇痛药，基本不影响胃肠道、血小板以及肾脏功能。口服后吸收迅速，治疗癌性骨痛效果良好。

用法：每 12 小时服用 200~400 毫克即可，每日用量不宜超过 800 毫克。

禁忌证：对其他非甾体抗炎药和对磺胺类药过敏者。

（2）弱阿片类镇痛药

这是一组以可待因为典型代表的阿片类药物，主要用于对中等程度疼痛或部分重度疼痛的治疗，是第二阶梯镇痛阶段的"主打"药品。

药理作用：阿片类药物是指任何天然的或人工合成的、对机体能够产生类似吗啡效应的一大类药物。依据其临床镇痛强度，又分为弱阿片和强阿片两类镇痛药。但无论是弱阿片类还是强阿片类镇痛药，其药理作用和药代动力学基础都是一样的。其临床镇痛机制均是源于对中枢神经系统以及痛觉传出和传入神经的作用所产生并发挥出镇痛效应，而不像非甾体类镇痛药那样作用于机体外周的疼痛部位。因此，这类镇痛药的镇痛强度均较非阿片类镇痛药要强得多，这也正是把它们定位于第二或第三阶梯用药的道理所在。

使用方法和注意事项：弱阿片类药物在治疗癌痛时也基本都是采用口服，而且价格低廉、用法方便。它也与强阿片类镇痛药一样，临床上的个体需要量差异较大，个体化剂量无"天花板效应"，可根据个体镇痛需要逐渐增加剂量。其不良反应也是所有阿片类药物都具有的，即恶心、呕吐、便秘、头晕、出汗、尿潴留等。除便秘和尿潴留外，其他不良反应随时间的延长可逐渐减轻，以致消失。由于这类药物镇痛强度较强阿片类药物为弱，其毒副作用也较强阿片类相对为轻。临床上与非阿片类镇痛药配伍用，同样可以起到很好的协同作用，大大提高镇痛效果。

常用药物简介：

可待因

是阿片中的天然成分，其镇痛强度仅为吗啡的 1/12。本品口服吸收较好，生物利用度在 40% 以上，其镇痛作用主要是通过在体内部分生物转化成吗啡而产生。

用法：每 4~6 小时给予 30~60 毫克，一般对中度到重度疼痛都可收到较好的治疗效果。本品尤其适合用于疼痛合并咳嗽的患者，服药后既可镇痛又能止咳。若与非甾体类药物联合使用，镇痛效果更佳。在普通药店即能购到的氨酚待因、氨酸双氢可待因片（路盖克）等非处方镇痛药，是可待因与扑热息痛的复合制剂。

不良反应：服用可待因的不良反应与吗啡大同小异，但较吗啡为轻，也很少有呼吸抑制的发生。

强痛定

学名盐酸布桂嗪，是一种人工合成具有弱阿片类药物性质和强度的速效中度镇痛药，其镇痛强度为吗啡的 1/3，比一般非甾体类药物（如阿司匹林、氨基比林）强 4~20 倍。本品对皮肤黏膜和四肢骨关节的疼痛抑制作用尤其明显，但对内脏器官的镇痛效果较差。

用法：每次口服 30~60 毫克，30 分钟内即可起效，镇痛效果可维持 3~6 小时。与吗啡相比，强痛定虽不易成瘾，但可有不同程度的耐受性。该药被药监部门列入特殊管理的一类精神类药品，因此必须按照国家有关管理条例的规定使用，杜绝乱用或滥用。

曲马多

商品名为舒敏，也是一种人工合成的中枢性镇痛药。本品口服后吸收良好，其生物利用度可达 80% 左右。若按吗啡效价的 1/10~1/4 比照投药，对中、重度疼痛都能收到明显疗效，而且一般不会发生呼吸抑制。

用法：曲马多有即释片和缓释片两种，前者 6 小时服用 50~100 毫克，后者可每 12 小时服用 100~200 毫克，每日总量不宜超过 400 毫克。

不良反应：患者服药后可能产生一过性低血压，因此应嘱患者静卧 30~40 分钟再起床，以免发生直立性虚脱。

（3）强阿片类镇痛药

阿片类镇痛药（Opioid Pain-killer）指作用于中枢神经系统，能解除或减轻疼痛并改变对疼痛情绪反应的药物。中枢性镇痛药（常称为麻醉性镇痛药或称阿片类镇痛药）。强阿片类药物是所有镇痛药物中镇痛效果最强、镇痛疗效也最确切可靠的一大类药物，而且其镇痛用量无极限，可把剂量调整到获得最好的治疗效果为止。但要强调的是，此类药物仍然是以口服用药为主，按时、足量服药是取得良好镇痛效果的基础，而不主张采用注射等有创方式给药。

3 种剂型的不同用法：由于药物的不同剂型和起效快慢及有效成分在体内维持镇痛时间的长短不同，在若干种强阿片药中，大致可分为即释片（如盐酸吗啡或硫酸吗啡即释片）、控（缓）释片（如美施康定、奥施康定、美菲康）和长效制剂（如芬太尼透皮贴剂），临床上可根据不同患者的疼痛特点和经济状况加以选用。

通常情况下，口服即释片后的药效出现较快（30 分钟以内）、镇痛时间相对较短（4~6 小时）、每日服药次数较多（4~6 次）。口服控（缓）释片的药效出现较慢（1 小时以后）、镇痛时间相对较长（8~12 小时）。芬太尼透皮贴剂在贴敷后需 6 小时开始起效，镇痛时间可维持 72 小时，3 天更换一次即可，镇痛时间大大延长。但不论是哪种强阿片类药物，它们的不良反应和毒副作用都是大同小异的，只是轻重不同而已，都需要适当地服用一些辅助类药物加以拮抗才能缓解。

吗啡：对躯体和内脏疼痛均有效；对持续性钝痛效果优于间断性锐痛；疼痛出现前给药较疼痛出现后给药效果更佳。

药理作用：吗啡激动体内阿片受体→产生强大镇痛作用；对 CNS 的作用：镇静、嗜睡、消除焦虑、紧张等情绪反应，产生欣快感，作用于脑干镇痛，有缩瞳作用，（瞳孔呈针尖样是吗啡中毒的特征性体征）；延髓→呼吸抑制、恶心、呕吐（催吐化学感受区兴奋）；对消化系统的作用：迷走神经兴奋，肠蠕动受抑制→便秘，奥狄括约肌收缩→胆道压力增加，加重胆绞痛；对泌尿系统的作用：增加输尿管张力，膀胱括约肌处于收缩状态→尿潴留；其他作用：引起组胺释放→皮肤血管扩张→体热丧失增加，体温下降。交感神经中枢兴奋，肾上腺素释放——血糖升高。

吗啡剂型：片剂（控释片）、胶囊、针剂、栓剂。

给药途径：口服、皮肤、静注、肌注、直肠和椎管内。

用途：治疗各种急、慢性顽固性疼痛和晚期癌痛。

不良反应：呼吸抑制、眩晕、呕吐、便秘、排尿困难、胆绞痛、成瘾性及耐受性。

吗啡临床用途：严重创伤、急性心梗、术后镇痛和癌痛治疗。

吗啡控释片（美施康定）

主要用于癌痛和各种剧痛治疗。

剂型：30 毫克、10 毫克，口服 1 小时起效，维持 12 小时。

用量：成人最初应用本药者，宜从每 12 小时服用 10~20 毫克开始，视镇痛效果调整剂量，以达到缓解疼痛的目的。必须完整吞服、切勿嚼碎。正在服用弱阿片类药物或已服过阿片类药物的患者，可从每 12 小时服用 30 毫克开始，必要时可增加到每 12 小时 60 毫克。若还需更高剂量时，则可根据具体情况增加 25%~50%。

对身体虚弱或体重低于标准体重的患者，初始剂量应适当减少，老人适当减量。患者如由服用本药改为其他缓释或控剂型吗啡制剂时，必须重新调整剂量。

采用吗啡与其他阿片类药、非甾体抗炎药、氯胺酮、新斯的明药联用，可减少副作用、减少用量及降低吗啡耐受性的发生。

羟考酮：中效阿片镇痛止咳药，同时具有抗焦虑和精神放松作用。

羟考酮控释片（奥施康定）

用于癌痛、骨关节痛、带状疱疹后遗神经痛等中重度疼痛治疗。

剂型：5 毫克。

初始剂量：每次 10 毫克，每 12 小时一次，无"封顶效应"。

不良反应：头晕、嗜睡、恶心等。

美沙酮（Methadone）：μ 阿片受体激动剂，镇痛作用与吗啡相似或稍强，重复使用可产生吗啡样依赖。

用途：用于神经病理性疼痛，阿片、吗啡及海洛因成瘾者的脱毒治疗。

用量：每次 5~7.5 毫克，3 次 / 日。

不良反应：与吗啡相近，药物依赖性较吗啡少。

人工合成的麻醉性镇痛药

芬太尼（Fentanyl）：静注立即起效，持续作用时间 30 分钟。镇痛强度为吗啡的 100~180 倍。

芬太尼透皮贴（多瑞吉）：用于治疗慢性中、重度癌痛和非癌痛。

是强效阿片类经皮贴敷剂，具有使用方便、镇痛效果确切，72 小时持续、系统地释放芬太尼，12~24 小时内达到稳定，直至 72 小时。

剂型：4.2 毫克、8.4 毫克。

芬太尼不良反应：眩晕、恶心、呕吐、出汗、嗜睡；静注过快可引起胸壁肌肉僵硬和呼吸抑制。

芬太尼禁忌证：支气管哮喘；呼吸抑制；重症肌无力患者。

舒芬太尼：作用比芬太尼强 5~10 倍，比吗啡强 600~700 倍。脂溶性高，起效快，不引起组胺释放和儿茶酚胺升高。

用法：50 微克或 10~20 微克 / 小时速度持续；硬膜外注入镇痛效果好。

起效时间：7~8 分钟，持续时间为 140~410 分钟。

瑞芬太尼：起效快，恢复迅速，无药物蓄积，多用于短小手术麻醉和术后镇痛。

哌替啶（度冷丁）：作用机制与吗啡相同，肌注起效时间 10 分钟，持续 2~4 小时，镇痛强度为吗啡的 1/10。

用途：急性剧烈性疼痛，术后、分娩镇痛、内脏绞痛。

用法：成人每次 50~100 毫克，肌内注射或椎管内注射。

不良反应：头昏、头痛、恶心、呕吐、心悸、呼吸抑制，久用可成瘾，纳洛酮可拮抗。代谢产物有很强神经毒性作用，且半衰期长，药物作用时间短。哌替啶不宜用于癌痛等慢性疼痛治疗。

丁丙诺啡（buprenorphine）：镇痛作用强于哌替啶，是吗啡的 30 倍，芬太尼的 1/2 倍。用于中、重度疼痛治疗及阿片、海洛因脱毒治疗。

用法：舌下含 15~45 分钟起效，维持 6~8 小时，肌内注射 5 分钟起效，维持 4~6 小时。

不良反应：与吗啡相似（头晕、嗜睡、恶心）。

药量无封顶：本药无镇痛作用的最大限量。

3. 营养神经药物

常用营养神经药物的种类及使用方法如下：

碱性成纤维生长因子

该药可激活受损部位的受抑细胞的活力，促进神经细胞分化，诱导轴突生长，丰富神经分布，支持神经存活生长，延续神经细胞的死亡，促进与外周神经联系的成肌纤维细胞的生长增殖及正常生理活动，增强神经－肌肉的活动能力。

用法：以生理盐水或注射用水溶解后使用。

肌内注射，每日一次，每次 1600~4000 国际单位，2~4 周为 1 个疗程

鼠神经生长因子

药理作用：大鼠体内试验结果表明，本品可改善由己二酮和丙烯酰胺造成的大鼠中毒性周围神经所致的肢体运动功能障碍，缩短神经－肌肉动作电位潜伏期，并提高神经－肌肉动作电位幅度。组织病理学检查结果表明，本品有降低动物胫神经的髓鞘肿胀发生率和减少变性胫神经纤维数量等作用。以上结果提示本品可能有促进损伤神经恢复的作用。

用法：以生理盐水溶解后使用。

肌内注射，每次 1~2 支（30~60 微克），每日 1 次，每月 1 个疗程。

甲钴胺注射剂

用法：成人 1 日 1 次 500 微克，肌注或静注，可按年龄、症状酌情增减。

4. 抗抑郁、抗惊厥、神经安定药

（1）抗抑郁药：是指具有提高情绪，增强活力作用的药物

抗抑郁药分为：三环类抗抑郁药（阿米替林）；去甲肾上腺素重摄取抑制药；非典型抗抑郁药；单胺氧化酶（monoamine oxidase，MAO）抑制药；5-羟色胺（5-HT）再摄取抑制药（氟西汀）。

用途：用于伴有慢性疼痛的抑郁患者。

镇痛作用主要是通过改变中枢神经系统递质功能而实现。

适应证：①三环类抗抑郁药：低位背痛、风湿性关节炎。②丙咪嗪治疗：风湿和类风湿关节炎。③阿米替林治疗：偏头痛、糖尿病神经痛、带状疱疹后遗神经痛和紧张性头痛。

不良反应：抗胆碱效应——口干、扩瞳、便秘、排尿困难等；多汗、无力、头晕、体位性低血压。

禁忌证：前列腺肥大、青光眼患者禁用。

（2）抗惊厥药：卡马西平、拉莫三嗪、加巴喷丁

用途：治疗神经病理性疼痛较常用药物。可单用于不能耐受抗抑郁药治疗的患者。

卡马西平

治疗：外周神经痛，如三叉神经痛、多发性硬化、糖尿病周围神经痛、带状疱疹后神经痛。

剂型：200 毫克

用法：成人始量每次 100 毫克，2 次 / 日。

可递增至每次 300~400 毫克，3 次 / 日。

不良反应：中枢神经系统反应——视力模糊、复视、眼球震颤，头晕、乏力，恶心、呕吐，皮疹、荨麻疹，甲状腺功能减退，骨髓抑制，影响肝功能，药物性皮炎。

拉莫三嗪

用途：治疗神经病理性疼痛，对三叉神经痛及糖尿病引起的神经病理性疼痛有较好疗效。

用法：50~400 毫克 / 日。

不良反应：头晕、嗜睡、便秘和恶心。

加巴喷丁

用途：是治疗神经病理性疼痛的一线药物。疗效佳，耐受性好，副作用少。

治疗剂量：900~3600 毫克。

不良反应：镇静作用、嗜睡及运动失调。

（3）神经安定药：吩噻嗪类（氯丙嗪、异丙嗪）、硫杂蒽类、丁酰苯类（氟哌利多）

治疗：对有精神症状的急、慢性疼痛有良好的镇痛作用，可缓解多种疾病和外伤所致的神经病理性痛和癌痛，对精神性疾病引起的疼痛效果最好。

不良反应：中枢抑制症状、M- 受体、α - 受体阻断症状及锥体外系反应，少数出现皮疹和肝功能损害。

禁忌证：有癫痫史、昏迷及严重肝功能损害者禁用。

5. 糖皮质激素

（1）糖皮质激素（GCS）的生理作用

1）对糖代谢的影响：促进糖异生，对抗胰岛素，减少外周组织对糖的利用；糖耐量减退。

2）对蛋白质代谢的影响：肝脏对氨基酸的摄取增加，外周组织对氨基酸的摄取减少——抑制蛋白质合成，促使蛋白质分解，形成负氮平衡，增加尿钙排泄，引起低蛋白血症、皮肤变薄、肌肉萎缩、儿童生长发育障碍、骨质疏松。

3）对脂肪代谢的影响：动员脂库中脂肪分解。阻碍脂肪细胞摄取葡萄糖，抑制脂肪合成，血糖升高兴奋胰岛素分泌，促进机体某些部位的脂肪合成；脂肪异常分布，产生皮质醇增多症的体态。

4）对水盐代谢的影响：增加肾血流量和滤过率，对抗醛固酮和抗利尿激素的利尿作用；化学结构与醛固酮有类似，因而有部分盐皮质激素的潴钠排钾作用，导致高血压、低血钾。

5）对心血管系统的影响：提高心肌收缩功能，加速传导系统作用，抑制传导组织的炎性反应，增加小血管对儿茶酚胺的敏感性——改善微循环。大剂量、长时间使心肌发生退行性变和损害，久用后使心肌收缩力下降。

6）对消化系统的影响：增加胃蛋白酶分泌，抑制成纤维细胞活力和黏液分泌，导致胃、十二指肠溃疡形成，出血、穿孔。

7）对血液系统的影响：延长红细胞寿命，抑制红细胞被吞噬；刺激骨髓造血，使中性粒细胞数量增加；活跃巨核细胞，使血小板增高；抑制骨髓嗜酸性粒细胞释放；抑制淋巴组织增生并溶解淋巴细胞，使淋巴组织萎缩。

8）对内分泌系统的影响：对下丘脑－垂体有抑制（负反馈）作用，促肾上腺皮质激素释放激素（CRH）和促肾上腺皮质激素（ACTH）减少，肾上腺皮质分泌下降，导致肾上腺皮质萎缩，应激状况易发生肾上腺危象。

9）对中枢神经系统的影响：阻止内源性致热原——对体温调节中枢的作用；使颅内血管通透性降低——利于降低脑脊液压力和减轻脑水肿。海马、杏仁核和大脑有激素的特异受体，增强中枢神经系统的兴奋性，导致兴奋、欣快、多食、肥胖、失眠甚至精神症状。

10）对皮肤的影响：皮肤创面不愈合、痤疮、毛囊炎、皮肤变薄。

（2）糖皮质激素的药理作用

1）抗炎的机制：①增加血管张力，降低毛细血管的通透性；②稳定溶酶体膜；③抑制炎症过程中的酶系统；④抑制中性粒细胞、单核细胞、巨噬细胞趋向炎症部位的聚集；⑤抑制磷脂酶 A_2 的活性；⑥抑制炎症细胞的合成；⑦抑制细胞因子的产生。

2）抗免疫作用：①抑制巨噬细胞的吞噬作用；②破坏参与免疫反应的淋巴细胞；③减少免疫球蛋白的合成；④抑制补体的活性，抑制变态反应；⑤延缓肥大细胞组胺的合成及贮量；⑥抑制组胺、慢反应物质的释放；⑦抑制白介素的合成与释放。

3）抗内毒素作用：糖皮质激素不直接拮抗或破坏细菌内毒素，通过其促代谢作用改善机体的内环境，迅速使毒血症症状缓解。

4）抗休克作用：①抗炎、抗免疫和缓解毒血症的作用；②减少心肌抑制因子（MDF）的产生；③缓解内脏小动脉痉挛；④抑制血小板聚集；⑤改善微循环，防止微血栓形成等；⑥可用于各种休克的治疗。

（3）药代动力学

1）吸收：口服及注射均可吸收。可由皮肤、眼结膜等局部吸收。可的松与氢化可的松吸收快而完全，1~2 小时血药浓度可达高峰，一次服药作用可维持 8~12 小时。注射时水溶剂吸收快，混悬剂吸收慢。

2）代谢：通过肝脏代谢，经还原反应，再与葡萄糖醛酸结合，由肾排出。可的松与泼尼松在肝脏内分别转化为氢化可的松和泼尼松龙而生效，故严重肝功能不全的患者只宜应用氢化可的松或泼尼松龙。

3）分布和排泄：①分布：分布广泛，其靶细胞分布在肝、骨骼肌、肺、心、肾、胃和平滑肌等处。②排泄：大部分从尿中排出，约 90% 在 48 小时内出现于尿中，少数可经肠道排泄。

（4）糖皮质激素的调节

皮质激素类药物每日给药时间：考虑到皮质激素类药物的分泌有生理节律，在早晨达到峰值，因此应在每日上午 10：00 左右给药，对丘脑垂体肾上腺轴的抑制作用达到最低药物的相互作用；抗惊厥药物和利福平可促进皮质激素类药物的代谢，从而降低其疗效。与排钾利尿剂同用可加重低钾血症。与强心苷同用有增加与低钾血症有关的心律失常或洋地黄中毒的可能。皮质激素类药物可促进两性霉素 B 所致的钾流失。

（5）不良反应：长期大量应用可引起如下不良反应。

1）类肾上腺皮质功能亢进综合征（医源性 Cushin 克综合征）：是 GCS 过量所致物质代谢与水盐代谢紊乱的后果。表现有：满月脸、水牛背、痤疮、水肿、低血钾、高血压、糖尿病，停药后上述不良反应自行消失，数月恢复正常。必要时可给予对症治疗，注意补钾。在饮食方面采用低盐、低糖、高蛋白饮食。

2）诱发或加重感染：GCS 抑制机体防御功能，长期应用常可诱发感染或使感染灶扩散。如诱发泌尿系感染，使原有结核灶扩散，恶化等。

3）消化系统并发症：用 GCS 刺激胃酸及胃蛋白酶的分泌，抑制胃黏液分泌，降低胃黏膜的抵抗力，增加儿茶酚胺的缩血管作用而使胃循环障碍，诱发或加剧胃、十二指肠溃疡，消化道出血或穿孔，较少数患者可诱发胰腺炎或脂肪肝。

4）心血管系统并发症：长期应用可引起高血压和动脉粥样硬化。

5）蛋白质钙磷代谢紊乱引起的并发症：因 GCS 促进蛋白质分解，抑制其合成及增加钙磷排泄，可致骨质疏松，肌肉萎缩；GCS 抑制成纤维细胞代谢，阻碍肉芽组织形成，延迟伤口愈合；GCS 抑制生长因素分泌，可影响生长发育。

6）眼部并发症：GCS 使眼前房角小梁网状结构的胶原囊肿胀，房水流通受阻，可使眼内压升高，以及引起白内障等。

7）其他：如精神失常，偶可致畸胎。

8）长期全身或硬膜外应用 GCS 可导致难治的硬膜外脂质沉着。

9）停药反应：①医源性肾上腺皮质功能不全：长期使用 GCS，反馈引起下丘脑 CRF 和垂体前叶 ACTH 分泌减少，肾上腺皮质萎缩，减量过快或突然停药可引起医源性肾上腺皮质功能不全。少数患者停药后遇到严重应激情况（严重感染、创伤、出血等），可发生肾上腺危象，表现为恶心呕吐、低血压、休克、低血糖、肌无力等，需及时抢救。②反跳现象：突然停药或减量过快，原有症状可迅速出现或加重。与患者对 GCS 产生依赖或病情尚未完全控制有关。③成瘾反应：减量太快或突然停药可引起，表现为疲乏不适，情绪消沉，有恐惧感和症状复发感，与患者精神和生理依赖有关。治疗宜再用 GCS，同时向患者解释，减除其对日后减量或停药的顾虑。

常用的糖皮质激素

地塞米松

用途：用于炎症性疼痛如关节炎、肌筋膜炎、免疫性疼痛和创伤性疼痛。

用法：局部注射、关节腔、硬膜外腔、骶管给药。

每次 2~5 毫克，2~3 日一次。

甲泼尼松龙

甲泼尼松龙又名甲基强的松龙。为人工合成中效类糖皮质激素。

用途：治疗慢性疼痛性疾病，如各种关节炎。

用法：局部、关节腔内注射，每次 10~40 毫克。

不良反应：高血压、骨质疏松、胃十二指肠出血、水钠潴留、溃疡病、精神病。

禁忌证：肾上腺皮质功能亢进、肝功能不全，高血压、糖尿病严重感染等。

倍他米松

用途：抗炎、抗风湿和抗过敏。治疗糖皮质激素敏感的各种急慢性疼痛性疾病。

用法：大关节内注射 1~2 毫升；中等关节内注射 0.5~1 毫升；小关节内注射 0.25~5 毫升。不能用于静脉、皮下注射、蛛网膜下隙注射。

泼尼松龙

泼尼松龙又名强的松龙，为人工合成的中效糖皮质激素。

用途：炎症性疼痛和免疫性疼痛，如各种关节炎、结缔组织炎、风湿和类风湿性关节炎。

用法：每次 5~50 毫克。关节腔注射。

不良反应和禁忌证：与甲泼尼松龙相同。

曲安奈德

曲安奈德又名曲安缩松、康宁克通 –A，为超长效的糖皮质激素，抗过敏和抗炎作用持久。

用途：用于慢性、顽固性疼痛的治疗。如腰腿痛、风湿性和类风湿性关节炎，腱鞘炎。

用量：每次 20~40 毫克。可局部、关节腔注射，每 2~3 周一次。

不良反应:与地塞米松相同之外,还可出现荨麻疹、支气管痉挛、月经紊乱、视力障碍,病毒性、结核性或化脓性眼病患者禁用。

6. 中药治疗

腰痛又称腰脊痛,是指以腰部疼痛为主要症状的一类病证,可表现在腰部的一侧或两侧,部分患者伴有下肢疼痛。六淫之气,客于经脉,气血阻滞,经脉不通;或年老体衰,纵欲过度,肾精亏损,筋脉失养;以及跌扑损伤,筋脉受损,气血运行不畅,瘀血留置于腰部,均可引起腰腿痛。西医的腰椎间盘突出症属于腰腿痛范畴。

(1) 分型及药物

风湿痹阻

治法：祛风除湿,蠲痹镇痛。

方剂：独活寄生汤加减。

方药:独活、桑寄生、杜仲、牛膝、党参、当归、熟地黄、白芍、川芎、桂枝、茯苓、细辛、防风、秦艽、蜈蚣、乌梢蛇。

寒湿痹阻

治法：温经散寒,祛湿通络。

方剂：干姜苓术汤加减。

方药：干姜、桂枝、牛膝、茯苓、白术、杜仲、桑寄生、续断。

湿热痹阻

治法：清利湿热,通络镇痛。

方剂：四妙丸加减。

方药：苍术、黄柏、薏苡仁、川牛膝、木瓜、络石藤。

气滞血瘀

治法：活血化瘀、行气镇痛。

方剂：身痛逐瘀汤加减。

方药：川芎,当归,五灵脂,香附,甘草,羌活,没药,牛膝,秦艽,桃仁,红花,地龙等。

肾虚腰痛

1）肾阴虚

治法：滋补肾阴，濡养筋脉。

方剂：左归丸加减。

方药：熟地、枸杞子、山萸肉、山药、龟板胶、菟丝子、牛膝、鹿角胶。

2）肾阳虚

治法：补肾壮阳，温煦经脉。

方剂：右归丸加减。

方药：肉桂、附子、鹿角胶、杜仲、菟丝子、熟地、山药、山萸肉、枸杞子。

（2）其他疗法

中药外敷：一日一次。

组方：伸筋草 30 克、透骨草 30 克、冬瓜皮 30 克、五加皮 20 克、木瓜 20 克、红花 20 克、甘遂 15 克、芫花 15 克、川椒 15 克。

操作：将上述诸药研末后装入布袋中，放入器皿中，加入水、黄酒、醋，将药物浸透即可，然后加热，以皮肤能耐受的温度为宜并置于腰部，上以 TDP 灯照射保温。每日一次，每次 30 分钟左右，每服药可用 3 次。

中药离子导入：一日一次或两次。

导液配方：杜仲 6 克、地龙 5 克、桑寄生 8 克、丹参 6 克、白芍 5 克、乌梢蛇 6 克、木瓜 6 克、当归 7 克、独活 6 克、三七 8 克、鸡血藤 7 克、红花 5 克、蜈蚣 3 条、生地 8 克。

操作：每次治疗 20 分钟，每日 1~2 次，7 日为 1 个疗程。

（3）给药护理

1）风寒湿，中药汤剂宜热服。

2）风、寒、湿者，应进食温热性食物，适当饮用药酒，忌食生冷。

3）热者，汤剂宜偏凉服。

常用的膏剂以奇正消痛贴为例介绍，中药离子导入以正清风痛宁为例介绍。

奇正消痛贴

通用名称：奇正消痛贴膏。

成分：独一味、棘豆、姜黄、花椒、水牛角、水柏枝。

性状：本品为附在胶布上的药芯袋，内容物为黄色至黄褐色的粉末；具特殊香气。

注意事项：①皮肤破伤处不宜使用；②皮肤过敏者停用；③孕妇慎用。小儿、年老患者应在医师指导下使用；④对本品过敏者禁用，过敏体质者慎用；⑤本品性状发生改变时禁止使用。

正清风痛宁注射液

方剂名称：正清风痛宁注射液。

方剂组成：盐酸青藤碱。

方剂制法：取盐酸青藤碱25克、乙二胺四醋酸二钠0.3克、亚硫酸氢钠1克，以适量的水溶解，溶液滤至澄明，在滤器上加注射用水至1000毫升，分装，灭菌，即得。

功能主治：祛风除湿、活血通络，消肿镇痛，用于风寒湿痹证，症见肌肉酸痛，关节肿胀、疼痛、屈伸不利，麻木僵硬及风湿与类风湿性关节具有上述证候者。

用法用量：肌内注射，一次1~2毫升，一日2次，或遵医嘱。

注意事项：①孕妇或哺乳期妇女慎用。②既往有药物过敏史者、过敏性哮喘或低血压患者慎用。③首次注射剂量为25毫克（1毫升），且务必要在医院使用。④首次注射完成后嘱患者静坐10分钟无特殊不适方可离去。

药理作用：本品能显著降低5-HT引起的血管通透性增加，对角叉菜所致大鼠足趾肿胀及甲醛型和蛋清型关节炎均有明显的消退作用。对电刺激法、热板法、光热刺激法及醋酸扭体法所致小鼠疼痛反应均有镇痛效应。能抑制机体非特异性免疫、细胞免疫、体液免疫及迟发型超敏反应。

用药禁忌：少数患者出现皮肤瘙痒，停药后可自行消失，严重者给予抗组胺药对症处理；个别患者可能出现过敏反应，宜对症处理；支气管哮喘患者禁用。

 # 微创治疗创伤小

微创手术是一种介于保守治疗和传统开放手术治疗（我们常说的开刀）之间的一种较新的治疗方法。微创手术的理念是在不影响疗效的前提下，采用尽可能小的手术切口和手术创伤，达到最佳的手术疗效，同时尽量减少对机体的干扰。

20世纪以来，腰椎间盘突出症的微创手术在我国迅猛发展。目前常见的腰椎间盘突出症微创手术方法主要有：传统的神经阻滞术（包括侧隐窝阻滞术和外周神经阻滞等）、经皮髓核摘除加胶原酶溶解术、经皮激光椎间盘汽化减压术、经皮射频消融髓核成形术、经皮腰椎间盘等离子消融术、经皮腰椎间盘臭氧消融术、经皮腰椎间盘旋切术、经皮椎间孔内镜下腰椎间盘摘除术、经皮硬膜外神经松解术、经皮针刀镜手术等。

1.目前常用的三种腰椎间盘突出症微创手术方法

1）经皮腰椎间盘臭氧消融术：是近年来在欧洲兴起的一种治疗方法。臭氧（O_3）氧化间盘髓核中的蛋白多糖，使髓核组织固缩，从而达到使间盘缩小的目的，并具有抗炎镇痛的作用。

手术方法：患者俯卧位于治疗床上，C形臂X线机下定点：病变椎间隙棘突患侧旁开8~10厘米，常规消毒铺无菌手术巾，穿刺点局部麻醉后，针与皮肤呈40°~50°角度进针，经腰椎安全三角到达病变椎间隙，在X线监视下针尖位于椎间隙中后1/3处，正位位于椎间隙正中或略偏患侧，给予适当浓度臭氧，手术后无菌敷贴覆盖创口。

2）经皮腰椎间盘等离子消融术：其作用机制是利用冷融切的低温汽化技术（约40°），切除部分髓核组织，并利用加温技术（约70℃）使胶原纤维收缩固化，使椎间盘体积缩小，从而降低椎间盘内压，达到治疗目的。

手术方法：患者取俯卧位，C形臂X线机下定点：病变椎间隙棘突患侧旁开8~10厘米，常规消毒铺无菌手术巾，于穿刺点局部麻醉后，持等离子脊柱手术系统套管穿刺针与皮肤呈40°~50°进针，经腰椎安全三角到达病变椎间隙外侧，在X线监视下进针到达椎间隙内正确位置，放入等离子系统针芯，进行等离子间盘消融术，手术后退出针芯和套管针，无菌敷贴覆盖创口。

3）经皮椎间孔内镜下腰椎间盘摘除术：此技术属于脊柱内镜手术技术。经由后外侧入路，在内镜的直视下，切除突出的椎间盘髓核。

手术方法：患者俯卧位或侧卧位，定点病变椎间隙患侧旁开棘突12~14厘米为进针点，标记，消毒，铺无菌手术巾，进行局部麻醉，切约1厘米手术切口，在 C 形臂 X 线机下将导引针经穿刺点沿椎间孔安全三角区穿刺至小关节突处，沿套管放置环锯，打磨小关节突，扩大椎间孔；扩完椎间孔后，取出环锯，沿导引针逐级放入扩张器，直至工作套管，放置椎间孔内镜，连接光源和摄像机，调节水量，突破纤维环进入椎间盘建立一个摘取髓核的工作通道，利用精细的髓核钳在直视下进行盘内和突出髓核摘取，利用双极射频的可弯曲电极进行止血和髓核消融，并封闭纤维环裂口。术毕拔出工作套管，缝合并无菌敷贴覆盖创口（图15、图16）。

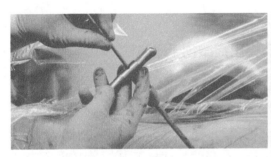
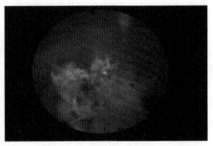

图　15　　　　　　　　　　　图　16

2. 腰椎微创手术前后准备

术前完善腰椎正侧位、CT、磁共振成像（MRI）以及心电图、胸片、凝血功能、血常规等常规检查。术前须禁食，手术在局部麻醉下进行，术后可以饮食，自由活动。因胶原酶本身是一种蛋白质，有可能发生过敏反应，因此胶原酶溶盘术术前和术后都应服用抗过敏药物。手术主要采取俯卧位或侧卧位，对于较胖的患者术前需进行姿势训练。

术后 2 小时可以饮食，术后一般 1 天后就可戴腰围下床。经皮髓核胶原酶溶解术需术后卧床 2~3 天，床上大小便，因此术前应训练床上大小便。

3. 微创手术与传统开放手术相比的优点

1）手术创伤小：与传统开放手术相比，腰椎间盘微创手术切口小，对脊柱的结构和椎旁肌肉的损伤也明显减小，常被称为"针眼里的手术"。

2）机体干扰小：与传统开放手术相比，微创手术出血少，手术时间短，对机体干扰小；且微创手术对腰椎脊柱的稳定性影响小，不易造成脊柱的失稳。

3）术后身体恢复快：微创手术术后卧床时间短，身体恢复快，不易造成其他并发症；皮肤切口小，瘢痕小，外形更美观，对生活质量的影响较小。

4）提供了第三条道路：对于爱美人士、不愿意手术治疗的患者以及病情介于保守治疗和开刀手术之间的患者提供了另一种治疗方法。

5）疾病复发和再发时更容易补救：不管是微创手术还是传统开放手术（开刀），术后都可能出现复发和再发的问题，而微创手术由于对脊柱和组织破坏少，再次手术时与传统开刀手术相比困难较少。

4. 微创手术的禁忌证

1）腰椎椎弓峡部裂引起的腰椎真性滑脱、腰椎骨折；

2）腰椎感染、肿瘤和畸形；

3）巨大的腰椎间盘突出、间盘脱出、间盘游离；

4）椎间盘及后纵韧带严重钙化；

5）出现大小便异常的马尾神经综合征；

6）出现迅速的进展性的肌力下降等。

解疑答惑篇

专家门诊连线

认识腰椎间盘突出症

1. 腰椎间盘突出症的典型症状和表现有哪些?

1) 腰痛:腰痛是腰椎间盘突出症最常见的症状,也是最早期的症状,95%以上的腰椎间盘突出症会有腰部疼痛的表现,多见持续性腰背钝痛,疼痛的感觉部位常常较深,定位不准确,表现为局限性或广泛性疼痛,多数腰痛出现在腿痛之前,临床上常表现"先腰痛、后腿痛"。有时候情况可能刚好相反。腰痛常常表现在下地行走时明显加重,卧床休息后好转。部分患者腰痛有明确的腰部外伤史(具体受伤后有几天,几个月,甚至几年不等),还有一部分患者的腰痛可没有明显的诱因,突然发生。

2) 腿痛:即经常说的坐骨神经痛,这是腰椎间盘突出症的最主要症状。原因是神经根或神经干周围形成无菌性炎症,在此炎症刺激下出现下肢刺痛、串痛或放射痛。咳嗽打喷嚏或大便用力时可诱发或加重腰部向下肢的放电样窜痛,严重时卧床也可能很难找到合适的姿势,并影响睡眠质量。

3) 肢体麻木:腰突患者还常表现为下肢麻木,多与疼痛症状伴发。单纯表现为麻木而无疼痛者也有,但是发生率相对来说比较低,据统计约占5%。这部分腰椎间盘突出症患者无下肢疼痛而仅仅出现肢体麻木,麻木区域仍按神经受累区分布。神经长期受压可能导致这种情况的发生,恢复起来往往比较慢。

4) 肢体冷感:部分病例自觉肢体发冷、发凉,原因是椎管内的交感神经纤维受刺激。

5) 间歇性跛行:步行距离增加后出现下肢疼痛、麻木或无力,而停步休息或弯腰、下蹲时,症状减轻或缓解。步行一定距离后导致诱发椎间盘突出继发腰椎管狭窄,尤其对伴有先天发育性椎管狭窄者,突出或脱出的髓核更加重了椎管狭窄程度,导致上述症状的发生。

6) 肌肉瘫痪或肌力减弱:当神经根受到严重压迫时往往容易出现肌肉瘫痪;临床多见肌力减弱,与受累神经分布区域相关。

7) 马尾综合征:主要见于中央型及中央旁型腰椎间盘突出症的患者。突出物巨大时可压迫附近平面以下的马尾神经,除了压迫坐骨神经引起的疼痛症状外，还会出现会阴麻木，排便排尿无力感，女性患者可有假性尿失禁，男性患者出现阳痿等症状。

2. 什么是坐骨神经痛？坐骨神经痛与腰椎间盘突出症有什么联系？

坐骨神经痛是指沿坐骨神经分布区域，以臀部、大腿后侧、小腿后外侧、足背外侧为主的放射性疼痛。

由于 95% 的腰椎间盘突出症发生于腰 4~ 腰 5 及腰 5~ 骶 1 椎间隙（坐骨神经由腰神经和骶神经组成，来自腰 4~ 腰 5 神经和骶 1~ 骶 3 神经根），腰椎间盘突出症引起坐骨神经痛是大部分人所认同的，患者的症状通常取决于参与的脊神经根。由于 95% 的腰椎间盘突出症发生在腰 4 或腰 5 椎间盘水平，坐骨神经痛如此普遍就很容易理解了。同样反过来，不是所有的椎间盘突出都会导致坐骨神经痛，有些人有严重的坐骨神经痛，但是没有证据证明存在腰椎间盘突出，这时的坐骨神经痛多半是由诸如马尾肿瘤、腰椎管狭窄症、腰骶神经根炎等引起。

3. 腰椎间盘突出症引起的下肢痛有什么样的特点？

1）疼痛性质为酸胀痛，可伴随麻木、无力。

2）咳嗽、喷嚏和排便等动作，可加重腰痛和放射痛。

3）活动时疼痛加剧，休息后减轻，所以常常不影响夜间睡眠。

4）放射痛：沿坐骨神经传导，直达小腿外侧或外后侧、足背或足趾。

4. 如何早期自我判断是否患上腰椎间盘突出症？

典型的腰椎间盘突出症，表现为腰痛，伴或不伴有一侧或双侧下肢放射痛。实际上很多人可能没有腰痛，据统计有典型腰痛症状的患者在临床中大约占 50%。下肢放射痛几乎见于所有的腰椎间盘突出症患者。典型的腰椎间盘突出症患者，常常表现出脊柱侧凸畸形、腰椎活动受限、腰部压痛伴放射痛。如果存在严重神经压迫症状，就会出现小腿肌肉萎缩。而突出物较大时，或为中央型突出，可出现臀部、股外侧、小腿及足部等区域的麻木。压迫程度更进一步，会出现小便失禁，大便秘结，性功能障碍。有一部分患者会出现两下肢部分或大部分瘫痪等，导致长期卧床不起，严重影响工作和生活。

5. 我最近感觉"腰痛，坐不安，站不稳，走不远，躺下不疼"，是不是得了腰椎间盘突出症，我该怎么做？

这些症状基本符合腰椎间盘突出症的典型表现，腰椎间盘突出症的可能性最大。发病初期，腰椎不稳定，腰部肌肉痉挛性疼痛，可以尝试一下热敷，一般会有效果。随着时间的推移，疼痛由腰椎椎间关节的感觉神经引起，热敷就不管用了。一定要卧床休息，站立行走时，要佩戴腰围保护支持腰椎。此外须进行长期腰背部肌肉功能锻炼（锻炼方法可以选用燕飞式或五点支撑式），每天进行，尽量不要间断，坚持每日几次。腰部肌肉力量增强后，有利于稳定腰椎，减轻腰椎的微动，减少神经压迫的机会。如果疾病进一步进展，疼痛症状没有得到有效缓解，就要及时去医院就诊，行腰椎 MRI 或 CT 检查明确病情。

6. 如何确诊腰椎间盘突出症？

如果有腰椎间盘突出症的典型临床表现，需进一步确诊，应去医院做如下检查。

（1）实验室检查

红细胞沉降率、类风湿因子、抗"O"等化验检查，主要用于排除其他疾病。

（2）体格检查

由专业的医师进行相关身体各部位的检查：对大多数腰椎间盘突出症患者，根据临床症状或体征即可作出正确的诊断。

（3）影像学检查

1）腰椎 X 线平片。

2）CT 检查：可较清楚地显示椎间盘突出的部位、大小、形态和神经根、硬脊膜囊受压移位的情况。

3）磁共振（magnetic resonance imaging，MRI）检查：MRI 对人体组织结构的影像显示，较之 CT 检查更为确切和真实。MRI 检查对椎间盘突出症的诊断具有重要意义；可用于定位及分辨"膨隆""突出""脱出"，从而有利于选择治疗方法和手术入路。

7. 诊断腰椎间盘突出症，腰椎 CT 和 MRI 哪一个更好？

进行腰椎 CT 及 MRI 检查是诊断腰椎间盘突出症的重要方法，对于腰椎间盘突出症，MRI 检查能更全面地判断腰椎间盘突出的大小、位置、压迫神经根程度，另外对于软组织影的异常信号及脊髓受压信号显示也更清楚，因此腰椎 MRI 的准确率要比 CT 检查高，但是从费用上看，MRI 检查比 CT 检查要贵很多，然而对于某些情况下腰椎 CT 检查是 MRI 检查无法替代的。

8. 既然腰椎 MRI 检查准确率高，为什么已经有了 MRI 片子后，医师还要我再拍 CT 片呢？

这是因为有的病变在 CT 片上比 MRI 片显示得更清楚，比如腰椎间盘突出物钙化 CT 检查就显得尤为必要。对于病程时间久、症状重者，要了解有无腰椎间盘的钙化，是腰椎 MRI 的必需的补充。由于 MRI 的成像特点导致其不如 CT 片上看的钙化更为直观和清楚，因此 CT 的诊断价值更大，有报道显示在诊断钙化型腰椎间盘突出上 CT 平扫显示率为 100%。有无钙化在医师判断病情严重程度及选择治疗方法上都有很大的参考价值。

9. 医师说我的腰椎间盘突出症已经"钙化"是什么意思？

钙化型腰椎间盘突出症是一种特殊类型的腰椎间盘突出，当在退变、外力等因素的作用下椎间盘的纤维环破裂，髓核突出后，血液及营养成分供应中断，突出部分的髓核的理化性能就会发生一系列改变，最终突出组织钙化，突出物钙化完全时变成骨性结节。一般来说，腰椎间盘突出合并钙化是需要一个长期的病理改变过程的，所以说出现"钙化"的情况，多半是患者已经有很长时间的腰痛或腰腿疼痛的病史了。这种病理改变形成后，患者会出现腰椎间盘突出症的各种临床症状，而且多数会比没有钙化的患者临床症状更严重，医师通过影像学检查会发现钙化的突出物。

10. 青少年出现腰痛有可能是腰椎间盘突出症吗？

青少年的椎间盘正处于发育阶段，尚未发生退变，一般不易发生。国内文献报道占全部腰椎间盘突出症的 0.65%~3.70%，国外文献为 0.4%~6.0%。近年随着生活方式的改变、电脑的普及、交通事故的频发、运动减少等原因，其发生率逐年上升。

青少年腰椎间盘突出症的临床表现与成人型有较大的差异。其特点是症状比较少且较轻，体征相对较多，而较重外伤、椎间盘退变及先天性发育异常是青少年患腰椎间盘突出症的最主要病因。

11. 真的是"站着说话不腰疼"吗?

中国有句话叫"站着说话不腰疼"，真的是这样吗? 当然站着说话不腰痛是相对于坐着说话而言的。这就涉及站着和坐着两种不同的体位下，腰椎间盘所承受的压力大小的问题。脊柱两侧的肌肉相当于两根弹簧，收缩时形成向内的压力，作用于每一节椎间盘，使之有向四周膨出的倾向，而人类不同于其他脊椎动物，是直立行走的动物，椎间盘除了要承受两侧肌肉的弹簧压力外，还要承担上半身体重所带来的压力，所以人类要比四肢行走的动物容易患腰椎间盘突出症，甚至可以说腰椎间盘突出症是人类所特有的疾病。

站位时腹部收缩紧张，可承担部分上半身体重，而坐位时，腹部放松，基本不分担上半身体重，这样上半身体重完全由椎间盘来承受，所以椎间盘承受的体重带来的压力，站位要小于坐位；站立时脊柱两侧的肌肉是中等程度收缩，而坐位时肌肉是重度收缩，故椎间盘所承受的肌肉弹簧压力，站位也要小于坐位。所以坐位时椎间盘承受的压力大，向外突出的可能性也大，导致症状加重，疼痛明显，而站位时椎间盘承受的压力小，疼痛也轻，故我们说"站着说话不腰痛"是有科学道理的。一般来说，站位腰椎间盘压力是坐位的 1/2。当然久站后血液容易淤积在下肢静脉中，使下肢静脉内的压力增加，最终导致腿部发胀、发麻、水肿等症状。

预防并发症 8 问

1. 腰椎间盘突出症会出现哪些并发症?

1) 早期可有下肢疼痛过敏。

2）病程较久或神经根受压较重者，有下肢麻木或感觉迟钝。

3）下肢发凉，有的还可出现单侧或双侧下肢水肿。

4）下肢活动无力甚至双下肢肌肉萎缩，部分或大部分瘫痪。

5）会阴部剧烈疼痛，小便功能障碍，性功能障碍。

6）脊柱侧凸畸形。

2. 发现腰椎间盘突出症的并发症要做哪些检查？

1）X线平片。以下改变作为参考。

①椎间盘变化。②正侧位椎体间序列、曲线改变。腰椎管内病变（腰椎间盘突出症）可以发生腰脊柱侧凸与腰脊柱后凸，在腰部或臀部软组织严重损害的情况下同样也可以发生，临床上往往表现为严重的腰椎管内外混合性病变。

2）CT扫描或MRI检查。对椎管大小的测定，即有无狭窄（中央椎管、侧椎管、椎间孔）及内容物的结构形态变化可作为提示。对椎间盘突出的形态、大小、部位、节段范围及与硬膜囊、神经根的关系可较明确地做出诊断。对椎管肿瘤的检出率也很高，具有重要的参考价值。

3）肌电图检查。可区分为神经源性损害与肌源性损害，均表明来自椎管内。

①神经根受累。如胫前肌（腰4、腰5）、腓骨长肌（腰5、骶1）发现大量纤颤电位和正相电位，同时动作电位减少，而波幅、波宽无明显改变，则表明腰5、脊神经可能受累。若再在腰5所支配的骶棘肌中也查得失神经支配电位，则可确定腰5神经根节段受累。如在腰5支配的骶棘肌未发现异常电位，应考虑是周围性病变。大部分肢体神经根性疼痛的定位可以据此来确定。如在萎缩肌群中查得大量失神经自发电位，同时又有运动单位减少，而传导速度正常，动作电位幅度高、宽度大，表明脊髓病变的可能。②肌源性损害。动作电位亦无减少，且波幅较低、宽度较窄、神经传导速度正常，则多属于肌病。单纯的动作电位平均时限缩短表明肌肉组织因神经根无菌性炎症刺激反应的影响而出现功能失调。

3. 腰椎间盘突出症会引起瘫痪吗？哪些类型的腰椎间盘突出症会引发瘫痪？

腰椎间盘突出症发展下去是否会引起瘫痪，这是大多数患者所共同关注和担心的问题，得了腰椎间盘突出症就担忧是否会瘫痪是没有必要的，因为造成瘫痪的毕竟是少数，只需及早诊断、及时治疗，是完全可以避免的。

（1）中央型腰椎间盘突出症

中央型腰椎间盘突出症，其突出物向正后方挤压硬膜囊，使马尾神经受损，临床表现为双下肢疼痛，肌肉无力，"靴子样"感觉障碍、麻痹，大小便发生异常，这些症状及体征本身就是一种轻微瘫痪的表现，若治疗不当，长期不能恢复，病情会不断恶化。造成截瘫的原因是突出的髓核压迫脊髓，因为腰2以下的椎管内走行的是马尾神经，不是脊髓，一般腰椎间盘突出（中央型）压迫马尾神经才会造成下肢截瘫。马尾神经是腰2~腰5及骶神经、尾神经的终丝，这些神经负责传导下肢肌肉的运动，所以当这些神经受压时可造成截瘫。

（2）高位腰椎间盘突出症

虽然高位腰椎间盘突出症的患者只占腰椎间盘突出症总数的10%，但发生截瘫的比例较高，应注意。所以这种类型的患者最好及时手术，到发生截瘫再手术往往会因神经受急性挤压损伤而致恢复困难。为避免截瘫的发生，患病后应及早到医院诊断治疗，现在多采用非手术疗法，如按摩、理疗等，效果非常好，多数患者可获满意疗效。若患病后采用不正规的、粗暴的按摩手法，经常可诱发截瘫，给患者及其家属造成很大的痛苦。

4. 腰椎间盘突出症会引起麻木吗？

腰椎间盘突出症病程较长、突出较大或为中央型突出者，可出现麻木区，包括臀部、股外侧、小腿及足部等。腰4、腰5椎间盘突出累及大腿后侧、小腿外侧、足背外侧，或出现踇趾背侧感觉麻木异常。腰5骶1椎间盘突出可累及4、5趾背侧皮肤导致感觉异常。

5. 腰椎间盘突出症会引起脊柱侧凸畸形吗？

腰椎间盘突出症会引起脊柱侧凸畸形。其原理为：椎间盘和椎体的关节突是脊柱运动的基础，椎间盘髓核的张力和关节突关节的压力及周围韧带的张力，在脊柱处于任何状态体位时，可互相平稳地保持椎体之间关节的稳定性，构成脊柱的内在平衡。脊柱前、后、侧方的肌肉群是控制脊柱活动的主要力量，可使脊柱在各个姿势都能维持协调和稳定，所以又称之为外在平衡。直立时，从前后方位看脊柱应正直无侧弯，一旦髓核突出，破坏了脊柱的内在平衡，就会使内、外平衡失去协调，导致两个椎体相对位置的改变。椎体位置改变导致棘突和关节突的相对位置和关节突错缝，使脊柱在外观上发生侧凸。此外，髓核突出后，腰肌都有不同程度的痉挛，腰肌痉挛若是单侧的，则对侧腰肌相对松弛，故发生侧凸（图 17）。脊柱侧凸的方向，可以表明突出物与神经根的位置关系。多数患者弯向患侧，少数弯向健侧。这主要是因为髓核突出的位置不同，神经根为躲避髓核的压迫，以减轻疼痛症状，保护性地使腰部脊柱发生不同方向的侧凸。若突出物位于神经根的外上方，则腰脊柱必凸向患侧；若突出物位于神经根的内下方，即神经根与马尾成角处，则腰脊柱改凸向健侧；若突出物位于神经根的前方或恰在上下两神经根间滑动，则腰脊柱可交替性侧凸。

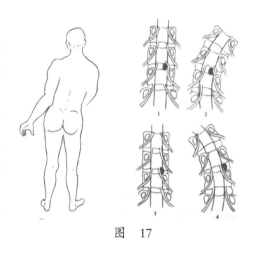

图　17

6. 腰椎间盘突出症会引起下肢发凉吗？

腰椎间盘突出症的原因是长期体位不正或弯腰工作，或经常腰部持续负重，可引起腰部筋膜和肌肉的慢性积累性损伤，致使腰椎间盘退变。卡压神经根，压迫坐骨神经引起坐骨神经通路即腰、臀部、大腿后、小腿后外侧和足外侧发生的疼痛症状群，所以常见症状是腰痛和腿痛腿麻等；当卡压至交感神经时反射性引起下肢血管壁收缩，下肢血流量减少，患肢皮肤温度下降，就会出现凉的感觉。

7. 腰椎间盘突出症会引起肌肉瘫痪及间歇性跛行吗？

突出物压迫神经根时间较长可造成神经根缺血缺氧变性而出现神经麻痹、

肌肉瘫痪。腰 4、腰 5 椎间盘突出，可引起胫前肌、腓骨长短肌、伸踇长肌和伸趾肌瘫痪。腰 5 骶 1 椎间盘突出后，骶 1 神经根受累麻痹而出现小腿三头肌瘫痪。突出物压迫神经根，造成神经根的充血、水肿等炎性反应和缺血，出现间歇性跛行及疼痛。

8. 如何预防腰椎间盘突出症的并发症?

腰椎间盘突出症是一种常见多发病，它会引起腰部疼痛、下肢麻木、发凉，甚至瘫痪、大小便失禁等，严重影响人们的生活质量。因此，在日常生活中采取正确的预防措施是一个很重要的环节。

1）保持腰椎的正确姿势，坐姿时应选择高且有靠背的椅子，卧位应选择硬板床。

2）在一定的时间内，应随时调节体位，不要长时间处于一种姿势，如久坐，尤其长时间弯腰，最易引起腰椎间盘突出。

3）功能锻炼可改善局部血液循环，减轻和消除腰椎间盘周围软组织的水肿，延缓和防止腰椎间盘突出，如：①腰部的伸展运动；②"鱼跃式"腰背肌锻炼。

4）注意腰部的保暖，避免受凉。

5）已患腰椎间盘突出症的患者，平时应佩戴腰围，限制腰部活动，避免加重病情或复发，卧床后可解掉腰围。

6）应尽早地采取有效的治疗措施，避免延误病情，给自己带来痛苦，给治疗增加难度。

合理饮食 10 问

1. 腰椎间盘突出症患者吃饭有什么禁忌吗?

腰椎间盘突出症患者的饮食不像一些糖尿病、皮肤病等患者那样有绝对的禁忌，但是合理的饮食能够预防腰椎间盘突出症发生和促进患者的康复，甚至，有时饮食的正确与否能决定治疗的成败。

2. 怎样才算合理饮食？

首先，要清淡饮食。患者在治疗后为了促进腰部的康复，会适当地减少日常活动，同时肠胃的蠕动也减缓了，为了保护患者的肠胃功能不受影响，平时的饮食应该以清淡易消化食物为主，以免给自己的康复造成影响。其次，少食寒凉和高脂肪的食物。在中医的角度，寒凉食物不仅会影响肠胃健康，还会导致气血瘀积，这就会加重气滞血瘀型腰椎间盘突出症患者的病情，所以要避免寒凉的食物。高脂肪食物摄入会使患者体重增加，增加腰部负担，还出现便秘的情况，使腹压增加，导致患者的病情复发或者加重。腰椎间盘突出症患者应多食用富含钙质的食物。钙是组成我们骨骼的主要成分，当我们的椎间盘发生病变以后，想要使它快速恢复，那么一定要从饮食中摄入足够的钙。如果患者饮食注意以上几点，会对治疗起到促进的作用。

3. 腰椎间盘突出症患者能喝酒吗？

腰椎间盘突出症患者可以少量饮些低度酒，如葡萄酒、黄酒之类，但是不能大量饮酒。少量饮用低度酒对腰椎间盘突出症还是有好处的。中医认为酒能活血通络、祛寒除痹，现代医学认为酒精对神经系统活动有抑制作用，饮酒后能达到暂时的镇痛效果。当然，靠饮酒镇痛是不可取的，达到镇痛效果需要大量的酒，其对人体的危害远大于微乎其微的镇痛作用。再就是腰椎间盘突出症患者突出的椎间盘周围往往存在水肿，大量饮酒致血管高度扩张，不利于水肿的消退，所以，腰椎间盘突出症的患者不能大量喝酒。

4. 腰椎间盘突出症患者能喝碳酸饮料吗？

碳酸饮料一般含有约 10% 的糖分，一小瓶热量就达到一二百千卡（1 卡路里 =4.19 焦耳），经常喝容易使人发胖，发胖容易加重腰椎间盘负担。碳酸饮料喝得太多对肠胃非但没有好处，而且还会大大影响胃肠消化能力。因为大量的二氧化碳在抑制饮料中细菌的同时，对人体内的有益菌也会产生抑制作用，所以消化系统就会受到破坏，使本来就胃肠功能不良的患者更加食欲不振。碳酸饮料还会影响身体对钙的吸收导致骨质疏松，加重腰椎间盘突出症患者的病情。因此，不能喝碳酸饮料。

5. 腰椎间盘突出症患者能喝茶和咖啡吗?

茶叶的化学成分是由 3.5%~7.0% 的无机物和 93.0%~96.5% 的有机物组成。茶叶中的无机矿质元素约有 27 种,包括磷、钾、硫、镁、锰、氟、铝、钙、钠、铁、铜、锌、硒等多种。茶叶中的有机化合物主要有蛋白质、脂质、碳水化合物、氨基酸、生物碱、茶多酚、有机酸、色素、香气成分、维生素、皂苷、甾醇等。茶叶中含有 20%~30% 的叶蛋白,但能溶于茶汤的只有 3.5% 左右。茶叶中含有 1.5%~4.0% 的游离氨基酸,种类达 20 多种,大多是人体必需的氨基酸。茶叶中含有 25%~30% 的碳水化合物,但能溶于茶汤的只有 3%~4%。茶叶中含有 4%~5% 的脂质,也是人体必需的。喝茶对于腰椎间盘突出症患者是有益的。茶叶中含有生物碱、茶多酚和脂多糖等。这些物质有较强的药理作用,对脊椎疼痛的患者,可以通过改善循环,兴奋神经系统,达到提高肌力、肌张力和耐力、消除肌肉疲劳的作用;同时它还能促进新骨的形成,抑制骨吸收,起到保护运动系统,预防和延缓骨质疏松症的发生、发展的作用。所以长期适量饮淡茶不但对健康有益,而且对脊椎疼痛性疾病的预防和治疗也是有益的。咖啡含有一定的营养成分。咖啡含有维生素 B,烘焙后的咖啡豆含量更高,并且有游离脂肪酸、咖啡因、单宁酸等。咖啡具有抗氧化及护心、强筋骨、利腰膝、开胃促食、消脂消积、利窍除湿、活血化瘀、息风止痉等作用。但是咖啡会减少钙质吸收,引起骨质疏松。因此,专家认为年长者喝咖啡,一天一杯最安全。

6. 腰椎间盘突出症患者治疗的各阶段饮食有差别吗?

腰椎间盘突出症患者在治疗前后要注重适当地补充蛋白质,尽量选择富含优质蛋白质的食品,如奶及奶制品(年纪大的患者最好选用脱脂鲜奶或奶粉)、蛋类、大豆粉、动物的肝肾、瘦肉、鱼、鸡肉、酸奶等。治疗中,首先以蔬菜水果为主,蔬菜放一点盐和油煮熟,吃菜喝汤;多喝新鲜的果汁。留意蛋白质的补充,最好选用牛奶、蛋黄、酸奶等。若是年龄高些的人群,饮食中适当加一点动物肝脏、血制品及豆腐等。宜少量多餐。在康复期,饮食中留意补充钙、镁、维生素 D 以及维生素 B 族等。腰椎间盘突出症在治疗前后及康复期都应多食富含纤维素的食品,如芹菜、木耳、竹笋、苹果、香蕉等,以保持大便通畅,以免便秘,增加腹压。

7. 腰椎间盘突出症患者治疗成功后还需要坚持患病期间的饮食吗?

腰椎间盘突出症患者的合理饮食,不仅能帮助患者的康复,还能预防该疾病的复发,尤其是保守治疗的患者,饮食上不注意则可能会很快复发,合理饮食还能预防其他节段间盘的突出。合理饮食对身体的其他器官的健康也是大有益处的。

8. 年轻患者和老年患者的饮食一样吗?

年轻患者一般身体状况比较好,按照合理饮食的基本原则安排饮食就可以了,而老年患者一般合并一些其他疾病,如糖尿病、高血压等,还应该同时遵照其他相关疾病的饮食原则。

9. 无腰椎间盘突出症的健康者或者是无症状的患者需要和有症状的患者一样的饮食吗?

腰椎间盘突出症患者的饮食原则对健康者也适用,它可以通过均衡营养,补充适量的必需微量元素,让身体处于良好的健康状态,骨骼强健,腰椎间盘纤维环强劲,不易发生腰椎间盘突出。

10. 腰椎间盘突出症患者按照合理饮食的原则饮食,怎么康复时间还是很久而且还会复发?

腰椎间盘突出症患者的康复,需要一定的时间,合理饮食只是起到辅助治疗作用,不会像吃药一样立竿见影,它只是通过饮食调理使机体恢复良好的健康状态。腰椎间盘突出症的复发是由很多原因造成的,如受到外力,或者是某种可诱发椎间隙压力突然升高的因素致髓核突出。常见的诱发因素有腹压增加、姿势不正、突然负重、妊娠、受寒和受潮等。

心理调适 10 问

1. 腰椎间盘突出症患者需要心理调适吗？

腰椎间盘突出症患者由于腰腿疼痛，有些患者情绪处于抑郁状态。也有些患者担心手术会引起瘫痪，不敢接受手术治疗，尤其是腰椎间盘突出症严重或已经出现肢体功能障碍的患者，更易产生这种恐惧心理。而一些已经治疗失败或疗效甚微的腰椎间盘突出症患者更容易产生急躁心理，严重者还可能产生悲观厌世的情绪。这些不良的心理状态严重影响腰椎间盘突出症患者的治疗，因此需要心理调适。

2. 怎样进行心理调适？

第一，回避——转移注意力，尽可能躲开导致心理困境的外部刺激。对于长期慢性疼痛产生抑郁情绪的患者可以通过和患者交流，谈心，或者放音乐，甚至是患者喜欢的电视节目，使患者的注意力从疼痛中转移出来。

第二，转视——换个角度看问题，横看成岭侧成峰。对于治疗效果不佳，失去信心的患者，告诉患者，还有其他的治疗方法，并进一步明确该患者对其他治疗方法的适应，从而增强患者战胜疾病的信心。

第三，变通——变恶性刺激为良性刺激，酸葡萄与甜柠檬效应。对于保守治疗效果不佳的患者，告知患者虽然治疗效果不佳，但是其身体的内部结构没有发生变化，仍然可以进行微创甚至是有创治疗。

第四，升华——让积极的心理认知固着，把挫折变成财富。对于对恢复较慢产生急躁心理的患者，告知其恢复是一个漫长的过程，不要把恢复过程看作煎熬，而应该从中汲取经验，从而在以后的生活中正确地预防腰椎间盘突出症的复发。

第五，求实——切合实际调整目标。对于过分担心会瘫痪的患者，应该告知其椎间盘治疗的效果。告知其只要经过科学的恰当的治疗，也可避免发生或经治疗后好转（或痊愈），以消除其悲观、恐惧心理。

总之，就是要告诉患者正确地认识腰椎间盘突出症的发生、发展、治疗情况，使之以健康平和的心态对待疾病，积极配合治疗。

3. 患者怎样进行自我心理调节？

人们学习和掌握一些自我心理调节的方法是十分必要的，这有利于在受到挫折时有效地化解因挫折而产生的焦虑、紧张、郁闷等不良情绪，从而提高挫折承受力。人们可以选择适合自己的方法来调节挫折心理，常见的方法有：

其一，暗示调节。

心理学研究表明，暗示作用对人的心理活动和行为具有显著的影响，内部语言可以引起或抑制人的心理和行为。自我暗示即通过内部语言来提醒和安慰自己，如提醒自己"不要灰心""不要着急""一切都会过去的""事情并不像我想象的那么糟"等，以此来缓解心理压力，调整不良情绪。

其二，放松调节。

还可学习身体放松的方法来调节挫折所引起的紧张不安感。放松调节是通过对身体各部分主要肌肉的系统放松练习，抑制伴随紧张而产生的血压升高、头痛、手脚出汗、腹泻、睡眠等生理反应，从而减轻心理上的压力和紧张焦虑情绪。

放松调节首先要学会体验肌肉紧张时的感觉，即收缩肌肉群，注意体验其感觉；然后再放松肌肉群，注意体会相反的感觉。

呼吸调节也是放松调节的一种。通过某种特定的呼吸方法，来解除精神紧张、压抑、焦虑、急躁和疲劳。比如，紧张时，采用深呼吸的方法可减缓紧张感。平时也可以到空气新鲜的大自然中去做呼吸训练。

其三，想象调节。

受挫心理调节能力并非要等到受挫后再来培养，而是在平时就要训练。想象调节法即是指在想象中对现实生活中的挫折情境和使自己感到紧张、焦虑的事件的预演，学会在想象的情境中放松自己，并使之迁移，从而达到能在真实的挫折情境和紧张的场合下应付各种不良的情绪反应。

想象调节的基本做法是：首先学会有效的放松；其次把挫折和紧张事件按紧张的等级由低到高排列出来，制成等级表；然后依据等级表由低到高逐步进行想象脱敏训练。

4. 手术前夜间无法入睡怎么办?

1）深呼吸法。焦虑患者采取端坐、闭眼、深呼吸方法可以得到全身放松。首先要深深地吸一口气然后屏住气，之后再缓缓地呼气，就这样重复几次。深呼吸对于处于紧张状态的人来说很有效，因为通过几次深呼吸可以使人得到身心的放松感，使得紧张的情绪得到了有效的缓解。

2）音乐缓解法。不妨听些舒缓的音乐，可以有效地调节消极情绪，来让自己的情绪得到放松。

3）自我开导法。患者应该学会自我开导，不要总是往坏处想，要学会用积极向上的心态看待事物。

4）目标转移法。可以将自己的注意力转移到身体的其他部位，通过这种注意力的转移来缓解消极情绪的发展。

5）肌肉放松法。肌肉放松是一种不错的缓解紧张情绪的方法。具体做法是：端坐、全身放松。想象着自己的身体某个部位的肌肉已经得到了放松，然后告诉自己已经得到了浑身肌肉放松的方式，来使自己更全面地放松。最后睁开眼睛、抛开一切沉重感，体验一下轻松的感觉。

等患者完全放松下来后，就可以睡着了。

5. 对镇痛药物成瘾了怎么办?

对镇痛药物成瘾需要在药物治疗的基础上，配合心理治疗。主要的治疗方法有：①厌恶疗法：将欲戒除的药物与某种不愉快的或惩罚性的刺激结合起来，通过厌恶性条件作用，而达到戒除或至少是减少目标行为的目的。②代币制疗法：通过某种奖励系统，在患者做出预期的良好行为表现时，马上就能获得奖励，即可得到强化，从而使患者所表现的良好行为得以形成和巩固，同时使其不良行为得以消退。③生物反馈疗法，是利用现代生理科学仪器，通过人体内生理或病理信息的自身反馈，使患者经过特殊训练后，进行有意识的"意念"控制和心理训练，从而消除病理过程、恢复身心健康的新型心理治疗方法。

6. 总是担心疾病未愈或是复发怎么办?

临床上也曾遇到过这样的患者，腰椎间盘突出症治疗以后，效果非常好，可是患者不敢下床，总是在床上躺着，因为担心下床会再次出现腰痛或者再次腰椎间盘突出。对于这样的患者，应该告知其腰椎间盘突出的原因与诱因，使其消除疑虑，并鼓励其下床活动。

7. 腰椎间盘突出症患者最不该有的观点是什么？

很多患者一味地相信病友的话而不相信医师的治疗方案，比如说有些腰椎间盘脱出较大，被建议做微创手术的患者就说，我隔壁房间的患者也是腰椎间盘突出，打了一针就好了，我也要打一针，不做微创手术。这种想法是不正确的，因为腰椎间盘突出的程度不一样，选择的治疗手段也是不一样的，患者应该配合医师选择合适的治疗方式。

8. 腰椎间盘突出症患者满不在乎的态度可取吗？

很多腰椎间盘突出症患者治疗后，就完全不注意预防再突出，不注意保护腰部，以为大不了突出了再治疗，最多就是把所有的腰椎间盘都摘除了。这种观点是不正确的，虽然腰椎间盘突出可以治疗，而且治疗效果也不错，但是，我们还是要预防腰椎间盘突出，尽量不要摘除太多的椎间盘。

9. 需要手术治疗的腰椎间盘突出症患者，坚持保守治疗正确吗？

很多需要手术治疗的腰椎间盘突出症患者，惧怕手术，坚持保守治疗，结果，治疗效果不佳，导致患者的生活质量降低，而且对治疗失去信心。这样的患者，我们应该告知其手术的必要性和手术的预期效果，帮助患者克服恐惧心理，鼓励其勇敢地接受手术治疗。

10. 愉悦的心情对腰椎间盘突出症的恢复有影响吗？

研究证明愉悦的心情有利于腰椎间盘突出症患者的康复。据研究报告，抑郁的患者外周血总 T 淋巴细胞及辅助性 T 细胞数量明显低于正常人。可见，对每个人来说，保持积极向上、乐观健康的心态能提高机体的免疫力。愉悦的心情还能增加胃肠道的消化功能，有助于营养物质的吸收利用，促进患者的康复。

运动锻炼

1. 腰椎间盘突出症患者运动的注意事项

腰椎间盘突出症患者可以选择多种运动类型，无论哪种运动都要建立在适合自己实际情况的基础上，运动要有计划，要持之以恒，运动量要适宜，以身体微微出汗，每日半小时为宜，过度活动会影响第二天的工作。同时还要注意，对能引起腰椎间盘突出症患者症状加重的运动锻炼项目不要去练，如高尔夫球、网球、棒球、保龄球等都是偏用一侧肌肉，会导致左右肌肉失去平衡，使腰椎间盘承受扭力。因此，这些运动对刚刚治愈的腰椎间盘突出症患者不太适合。对抗性的球类运动，如足球、篮球、羽毛球、乒乓球等，因运动过程中腰椎的活动范围较大，许多动作对腰椎会有损伤，但这种损伤无法预防，因此也不适合腰椎间盘突出症患者选择。如欲参加这些运动活动，应在腰椎痊愈后，经过1年以上的适应性锻炼，没问题后再去慢慢尝试。

2. 腰椎间盘突出症患者治愈后适宜跑步和跳绳吗？

对腰椎间盘突出症患者来说，最适合的陆上运动方式就是跑步和跳跃，因为这两种运动方式既不严格限定参加者和活动地点，也不需要专门的技术，还可根据自己的实际情况决定运动量。

跑步运动与游泳一样是一种全身运动，能起到提高心肺功能，防止肥胖，强化肌肉力量的作用。已经痊愈的腰椎间盘突出症患者在初期应该用快走的速度缓慢跑动，身体状况不适应时要暂时停止，不可勉强。腰椎间盘突出症患者跑步锻炼的目的是增进身体健康。跑步时要选择底子厚一点、软一点、接缝少、弹性好的鞋，穿跑步鞋或运动鞋最好，可有效地缓解脚落地时对身体的冲击力，减缓对腰椎间盘的冲击。

跳跃和跑步有相似的效果，跳跃的动作可以增强肌肉力量，增强运动的协调感和平衡能力。

3. 站立弯腰够脚尖锻炼好吗？

很多人喜欢站立俯身去够脚尖，认为这样可以有效舒展后跟腱。其实，这种锻炼方法会使整个身体重力都集中在背部，对背部造成很大压力，使椎间盘超负荷承压。可以采用坐姿，俯身够脚趾，相对来说更安全。

4. 弓步压腿步子小好还是步子大好?

弓步压腿步子太小会对弯曲的膝盖和腱肌造成较大压力，时间长了甚至会得关节炎。弓步压腿的正确方法是迈开大步，前脚跟与后膝之间的距离应有60厘米左右。

5. 仰卧起坐做得越多越好吗?

许多人通过猛做仰卧起坐来减少腹部赘肉，实际上这种锻炼效果并不明显，做得太多反而容易损害背部肌肉。所以说，仰卧起坐不要过量，并且一定要屈膝。

6. 俯卧撑双臂离多远最好?

俯卧撑的正确动作是要让手腕处于肩部正下方。俯卧撑双臂离太远不但锻炼效果不好，还会造成肩部承压损伤。

7. 向外拉伸大腿时膝盖应该朝哪里弯?

向外拉伸大腿时，当膝盖内弯，脚底朝外时比较容易让自己受伤。正确而比较安全的方法是膝盖外弯，让脚底向另一条大腿内侧施力，使两腿呈数字"4"的形状。

8. 举哑铃时应当注意什么?

注意脖子不宜向前探，否则会损伤颈部肌肉。一个巧妙的解决办法是，锻炼时有意识地眼睛盯住前方一个地方看，并刻意地去收紧下巴，这样就能避免脖子前探。上举哑铃背部不宜后仰，否则会导致肋骨前突，增大背部压力，也有可能损伤肩部。上举哑铃时可略微屈膝，以避免背部不自觉地后仰。

9. 腰椎间盘突出症患者锻炼下肢肌肉的意义是什么?

1）腰椎间盘突出症患者卧床期间，要加强下肢肌肉的锻炼，不然会造成失用性萎缩，延长患者的康复时间。

2）腰椎间盘突出压迫神经者，如不加强锻炼，也会引起下肢肌肉的失神经支配性萎缩。

3）腰椎间盘突出症的患者很多的腰背肌肌力受到影响，导致肌力下降，许多动作不能完成，需要靠下肢肌肉的代偿来完成，为了让患者早日恢复劳动能力，应该尽早锻炼下肢的肌肉。

10. 侧卧撑时提胯好吗?

提胯会减轻身体的重力，很多人身体撑住了之后不自觉地就会提胯，这样做会降低了锻炼的效果。应该让身体从头部到脚部保持成一条斜直线，时刻告诫自己不要提胯。

11. 倒走锻炼要注意哪些事项?

首先要选择平坦而又安全的场地进行退步走。走时要挺胸收腹，平视前方，双手自然前后挥动，尽量少回头，倒退走的速度要根据自己的具体情况而定，要循序渐进，每次一般倒走 15 分钟，每日两次。

12. 腰椎间盘突出症患者急性期能做腰背肌锻炼吗?

腰椎间盘突出症患者急性期不能做腰背肌锻炼。腰椎间盘突出症的急性发作期腰背肌是处于受损和痉挛状态，应当予以充分休息，腰椎严格制动，不适合腰背肌锻炼。根据病情可适当地做些适应性牵拉、放松运动，以改善局部血液循环，缓解腰部肌肉的痉挛。

13. 五点支撑法锻炼的注意事项

患者取仰卧屈膝位，以头、双肘、双足跟为支撑点，使臀部和胸腰部慢慢离开床面，尽量使腹部与膝关节平齐，持续 5~10 秒后缓慢放下，一起一落为 1 组，每次 20~30 组，每日 1 次，共锻炼 15 天。

14. 三点支撑法锻炼的注意事项

三点法即头枕部和双足跟着床，身体其他部位均离开床面，锻炼时其他要求同五点法。部分肥胖或肌肉力量较差者难以行三点法训练，则坚持做五点法而不必改三点法训练。

15. 练盆腔运动操有哪些注意事项？

练盆腔运动操时，要保持自然舒服的呼吸节奏。运动时要量力而行，次数可以根据自身情况从三次开始逐渐增加。应在医师和健身教练的指导下进行仰卧起坐锻炼，这样才能保证科学、安全地达到防治疾病的最佳效果。练盆腔操要有耐性，偶尔锻炼一次身体会吃不消。

16. 哪些人群要慎选慎练盆腔运动操？

不要在经期练盆腔运动操，经期剧烈运动有可能使经血从子宫腔逆流入盆腔，子宫内膜碎屑也可能种植在卵巢上形成囊肿。有心脑血管疾病、腹腔恶性肿瘤等女性，应在医师的指导下进行适当的活动。有急性盆腔炎的患者，要先到正规医院治疗，不可在家自行锻炼。

17. 腰椎间盘突出症患者穿多高的鞋锻炼好？

腰椎间盘突出症患者不要穿任何带跟的鞋，高跟鞋、中跟鞋、坡跟鞋，都是让重心前移，容易导致脊柱弯曲加大，腰椎间盘突出症的患者及需要康复锻炼的患者更要注意。

18. 功能锻炼对于腰椎术后患者的神经功能康复有作用吗？

对于腰椎间盘突出症、腰椎管狭窄症等患者，手术会造成局部肌肉韧带等软组织以及神经血管损伤，使该部位的肌肉等软组织的血供不足，正常解剖结构破坏，肌肉运动缺乏能量支持，导致肌力下降，肌肉衰弱，神经损伤。该术后早期康复训练对防止坐骨神经粘连，促进神经功能恢复，避免出现腰背痛肢体麻木等具有良好效果。

19. 肌肉功能锻炼对于腰椎术后患者有什么作用？

术后早期进行腰背肌功能锻炼，有助于促进腰背肌的血液循环，增加局部氧供应量，减轻局部组织水肿，增加骶棘肌的力量，使骶棘肌有更强的力量来协助韧带，并且不出现肌肉疲劳及平衡感丢失，使脊柱保持相对的稳定性和灵活性，防止因脊柱不稳及肌肉疲劳而产生的腰腿痛，对术后功能恢复大有裨益。

20. 腰椎间盘突出症患者是否可打篮球？

腰椎间盘突出症早期患者，在过度活动后可出现腰部酸痛或者酸胀，休息后可以减轻。病情严重时，可因腰部疼痛导致脊柱活动受限，并有沿坐骨神经传导至小腿外侧、足背或足趾的放射痛，影响患者正常的活动，那么腰椎间盘突出症患者可以打篮球吗？

腰椎间盘突出症患者急性期禁止运动

腰椎间盘突出症患者的急性发作期（尤其在急性疼痛 2 周内），一定要卧硬板床休息，并且采取相应的对症治疗措施，绝对禁止进行体育活动，缓解期或者仅有轻微症状的患者可适当参加体育活动，但应控制运动量，避免剧烈运动。

腰椎间盘突出症患者尽量不要打篮球

腰椎间盘突出症患者适当进行运动时可以促进腰部血液循环，加强腰背肌的力量，使腰椎稳定性增强。患者尽量不要选择腰部活动度较大的运动类型，如举重、打篮球、踢足球、打羽毛球等运动。

患者可以选择游泳代替打篮球进行康复锻炼

患者的运动量应量力而行，根据自身状况调整运动量，最好在运动时佩戴腰围以保护腰椎，如果出现不适症状应停止运动并尽早就医。游泳比较适合腰椎间盘突出症的患者，可以作为日常康复锻炼。

 正确用药 10 问

1. 腰椎间盘突出症可以口服哪些药物治疗？

腰椎间盘突出症治疗过程中，常用口服药物主要有镇痛剂、肌肉松弛剂、镇静抗焦虑药物等。镇痛药物最多应用是各种非甾体消炎镇痛药，如吲哚美辛（消炎痛）、双氯芬酸二乙胺乳膏剂、布洛芬缓释胶囊、双氯酸钠缓释胶囊、塞来昔布胶囊等，主要作用机制是抑制前列腺素的合成，使其对组织的致敏作用减弱，同时还可降低组织对缓激肽的敏感性，抑制组胺的释放，降低血管通透性等。除此，这类药物还有退热、消肿、改善僵硬等消炎作用。

2. 长期口服非甾体消炎镇痛药会有副作用吗？

常见的副作用有胃肠道反应，其次是对造血系统、肾脏、肝脏有不同程度的毒性反应以及变态反应。因其作用出现时间、持续时间、药效强度等不同，应根据实际需要进行个体化选择，常用于腰椎间盘突出症的急性期，慢性期效果减弱。为了减轻药物对胃肠道的损害，延长其作用时间，可选用肠溶剂、缓释剂、药物前体等制剂。

3. 腰椎间盘突出症不同时期药物治疗有什么不同？

1）对于疼痛症状难以忍受、不能平卧、不能入睡的患者可适当给予抗炎和镇痛药物口服；或者可用解痉镇痛酊外涂，以缓解局部疼痛。尽量减轻患者的痛苦，有利于施行其他康复治疗方法。

2）在腰椎间盘突出症急性期，脊神经根袖处水肿较为明显，这不仅是引起剧烈疼痛的主要原因之一，而且也可由此引起继发性神经粘连。为了消除局部的反应性水肿，可静脉滴注激素类药物，服用氢氯噻嗪等利尿剂，静脉滴注甘露醇等脱水剂。

3）对于在退行性改变基础上发生的腰椎间盘突出症患者，特别是老年患者，可采用微创技术治疗。若患者腰椎间盘突出症后已有不同程度的肌肉萎缩，可用薄芝糖肽肌内注射，一次2毫升（1支），一日2次。静脉滴注，一日4毫升（2支），用250毫升0.9%氯化钠注射液或5%葡萄糖注射液稀释后静脉滴注。1~3个月为1个疗程。

4. 治疗腰椎间盘突出症的特效药是什么？

腰椎间盘突出症没有特效药。腰椎间盘突出症的治疗：①卧床休息，时间2~4周。②口服非甾体消炎镇痛药，如双氯芬酸。③腰部热敷，外用中药膏药。④如果疼痛较重，可以输液治疗3~5天：20%甘露醇250毫升，每日一次；0.9%生理盐水250毫升加80毫克注射用甲泼尼龙琥珀酸钠，每日一次。

5. 丹参川芎嗪对腰椎间盘突出症有什么治疗作用?

丹参川芎嗪具有扩张血管、改善微循环、调节机体代谢、促进组织恢复及抗炎等作用。还通过活血化瘀、理气镇痛，改善病变椎间盘组织的微循环，促进溶解的椎间盘组织吸收，减轻突出物压迫神经而造成的无菌性炎症及粘连，降低了疼痛的发生。

6. 丹参川芎嗪不能与哪些药物配伍?

不宜与碱性注射剂配伍。

7. 腰疼伴咳嗽患者用哪种镇痛药较好?

氨酚双氢可待因，尤其适用于疼痛合并咳嗽的患者，服药后既可镇痛又能止咳。

8. 曲马多可以用来治疗腰椎间盘突出症吗? 怎么用?

曲马多可以用来治疗腰椎间盘突出症，该药对中、重度疼痛都能收到明显疗效，而且一般不会发生呼吸抑制。曲马多有即释片和缓释片两种，前者6小时服用50~100毫克，后者可每12小时服用100~200毫克，每日总量不宜超过400毫克。患者服药后可能产生一过性低血压，因此应嘱患者服药后静卧30~40分钟再起床，以免发生一过性低血压。

9. 甲钴胺可以用来治疗腰椎间盘突出症吗?

甲钴胺可以用来治疗腰椎间盘突出症，它通过修复神经来达到治疗腰椎间盘突出症的目的，但要使用1~2个月才有效。

10. 使用药物能治好腰椎间盘突出症吗?

腰椎间盘突出症的药物治疗一般仅作为以缓解症状为主要目的的一种辅助性治疗手段，腰椎间盘突出症的治疗是一个综合治疗，应根据具体体征、查体检查、影像学资料来决定应用哪种治疗方法更有效。

物理治疗6问

1. 物理疗法的治疗原则

1）急性发作期：此期神经根水肿和无菌性炎症明显，应以卧床休息为主，卧床时间不应超过1周；活动时可借助腰围固定；理疗时禁用温热疗法；牵引距离不宜过大，时间不宜过长；手法治疗以肌松类手法为主；应避免腰背部的等张运动训练。

2）恢复期：可用温热物理治疗，改善血液循环；手法治疗以松动手法为主，如推拿的旋扳手法；进行腰背肌和腹肌的肌力训练，改善腰椎稳定性；鼓励适度活动；避免可能加重症状的体位和姿势；减少腰背受力，改善工作环境，预防疾病复发。

2. 物理疗法对腰椎间盘突出症的治疗起什么作用？

1）镇痛作用。疼痛是腰椎间盘突出症的主要症状之一，表现为腰部疼痛向单侧或双侧下肢放射。理疗中的各种热疗及电刺激疗法，均能缓解疼痛，可起到对症治疗的作用。

2）消炎作用。腰椎间盘突出症的患者，由于纤维环破裂或突出物压迫神经根，局部往往出现炎性反应。热疗、短波、超短波、红外线等理疗手段，均有促进炎症消退、吸收的作用。

3）松解粘连、软化瘢痕的作用。理疗可以松解各种原因造成的粘连，尤其对接受手术治疗的腰椎间盘突出症患者的恢复有一定作用。

4）兴奋神经、肌肉的作用。患腰椎间盘突出症治疗不及时，可因神经根受压时间过长，引起下肢麻木、肌肉萎缩等症状。低、中频电疗等能刺激兴奋神经，使之修复再生，或做电体操使肌肉兴奋收缩，还能促使感觉恢复。

3. 物理治疗的禁忌证

严重的心脏病和动脉硬化、动脉瘤、出血倾向、高热、恶病质、活动性肺结核及癌症均属理疗禁忌证。

4. 推拿能加重腰椎间盘突出症吗？

推拿适用于：

1）病程较短的凸起型突出，或病程虽较长但症状和体征均较轻者；

2）具有较大的三角形椎管，突出物居中央或是中间位者；

3）年龄较小，无神经根或马尾神经损害者；

4）病程较短（一般不超过 2 个月），虽有神经根疼痛但不伴有侧隐窝狭窄者；

5）无严格手术指征者。

若患者突出较大，甚至脱出者行推拿会加重病情，扩大突出面积，使已突出的椎间盘不能复位，甚至游离。

5. 牵引治疗腰椎间盘突出症的适应证

牵引治疗对腰椎间盘突出症较为有效，但一定要符合其适应证，因为并不是每个患者都适合牵引治疗，只有下列情况才可考虑进行牵引治疗：

1）初次发作并且病程较短的患者，一般病程不超过 6 个月；

2）病程虽长（超过 6 个月），但病状及体征较轻者；

3）由于其他疾病而不宜施行手术者。

下列情况的腰椎间盘突出症患者是不应进行牵引治疗的，以免发生意外：

1）中央型腰椎间盘突出症，患者双下肢疼痛、麻木，伴有大小便功能障碍及鞍区麻木者；

2）腰椎间盘突出症合并腰椎峡部不连或伴有滑脱者；

3）腰椎间盘突出症伴全身明显衰弱的患者，如心血管系统疾病、呼吸系统疾病、心肺功能较差的患者；

4）腰椎间盘突出症的孕妇及妇女在月经期者。

6. 腰椎牵引方法

根据牵引力的大小和作用时间的长短，将牵引分为慢速牵引和快速牵引。

1）慢速牵引：即小重量持续牵引，是沿用很久的方法，疗效肯定。慢速牵引是持续性牵引，对缓解腰背部肌肉痉挛有明显效果；持续牵引时腰椎间隙增宽，可使突出物部分还纳，减轻对神经根的机械刺激，松解神经根粘连。慢速牵引包括很多种方法，如自体牵引（重力牵引）、骨盆牵引、双下肢皮牵引等。这些牵引方法的共同特点是作用时间长，而施加的重量小，大多数患者在牵引时比较舒适，在牵引中还可根据患者的感觉对牵引重量进行增加或减小。牵引重量一般为体重的 30%~60%，牵引时间急性期不超过 10 分钟；慢性期一般为20~30 分钟，1~2 次 / 天，10~15 天为 1 个疗程。

慢速牵引适应证：腰椎间盘突出症；腰椎退行性变引起的腰腿痛；急性腰扭伤；腰椎小关节疾患。禁忌证：因牵引时间长，对呼吸运动有限制，老年人特别是有心肺疾病的患者应慎用。

2）快速牵引：即三维多功能牵引，由计算机控制，在治疗时可完成三个基本动作：水平牵引、腰椎屈曲或伸展、腰椎旋转。快速牵引重量大，为患者体重的 1.5~2 倍，作用时间短，为 0.5~2 秒，多在牵引的同时加中医的正骨手法。多方位快速牵引包括三个基本参数：牵引距离为 45~60 毫米，倾角为10°~15°，左右旋转 10°~18°。每次治疗重复牵引 2~4 次，多数一次治疗即可，若需第二次牵引，需间隔 5~7 天，两次治疗无效者，改用其他治疗。不良反应：牵引后 6 小时至 2 天内有部分患者腰及患侧下肢疼痛加重，还有的表现为腹胀、腹痛，另有操作不当造成肋骨骨折、下肢不完全瘫痪、马尾损伤的报道。

快速牵引适应证：轻中度的腰椎间盘突出症；腰椎小关节功能紊乱；早期强直性脊柱炎；退行性变引起的慢性下背痛。禁忌证：重度腰椎间盘突出；腰脊柱结核和肿瘤；骶髂关节结核；马尾肿瘤；急性化脓性脊柱炎；重度骨质疏松症；孕妇；腰脊柱畸形；较严重的高血压、心脏病及有出血倾向的患者。另外，对于后纵韧带骨化和突出椎间盘的骨化以及髓核摘除术后的患者都应慎用。

 科学护理

1. 腰椎间盘突出症患者选择床铺注意事项

人的一生约有 1/3 的时间是在睡梦中度过的，因此对于腰椎间盘突出症患者来讲，选择正确的床铺是一件很重要的事情，有利于疾病的恢复。

硬板床、土炕、席梦思床、水床、气垫床等，随着生活水平的提高，人类所使用的床具种类越来越多，而各种床具都具有不同的优缺点。但无论什么样的床具，如果过度柔软，可在人体体重压迫下形成中间低、周围高的"船形"，都会影响腰椎正常的生理曲度，而造成腰部肌肉、韧带的收缩、痉挛及紧张，从而加重临床症状。

因此，腰椎间盘突出症患者可根据居住环境、个人生活习惯、经济条件而选择床铺，但要注意所选择的床铺应使人体在侧卧时保持腰椎不侧弯，仰卧位时保持腰椎正常的生理曲度。其中，较为理想和经济的床铺是木板床，在床板上铺厚度适当、软硬适宜的褥子或高密度海绵床垫，才能最大程度地维持腰椎的平衡状态。

另外，我国北方寒冷地区的火炕，日本、韩国的榻榻米，与木板床也有相似的优点，还可通过加温以御寒，从而产生热疗作用，有利于放松痉挛的肌肉，缓解疼痛。

2. 腰椎间盘突出症的患者能睡软床吗？

腰椎间盘突出症的患者不能睡软床。我们正常脊柱有一个"S"形的生理弯曲，睡觉的时候姿势不好、枕头过高或过低、床垫过软，均不利于脊柱保持生理弯曲，使腰肌紧张、僵硬，影响局部的血液循环，对于腰椎间盘突出症患者的康复非常不利。

3. 腰椎间盘突出症患者卧床休息有哪些注意事项？

患者仰卧时，髋、膝关节应保持一定的屈曲位，利于长期忍受疼痛。患者腰部可垫一软的棉垫，以保持或矫正腰椎正常的生理弯曲。

对症状较重的患者，卧床休息要求完全、持续和充分，床铺最好是硬板床，褥子薄厚、软硬适度，床的高度要略高一点，利于患者下床时上身呈直立位。

卧床休息期间应注意进行适当的运动，如俯卧位挺胸、直腿抬高、空蹬自行车、后蹬腿等，动作要求轻柔、和缓而有节奏，运动量逐渐增加。

卧床休息期间饮食应注意多食粗纤维的水果、蔬菜（如芹菜、白菜、地瓜等），少食用高脂肪、高蛋白等热量高的食物，保持排便通畅。

4. 腰椎间盘突出症患者适合哪种睡姿?

腰椎间盘突出症患者适合的睡姿应该是仰卧和侧卧位。

仰卧时在双下肢下面垫一软枕,以便双髋及双膝微屈曲,全身肌肉放松,椎间盘压力降低,减小椎间盘后突的倾向。侧卧时,要保持头、颈、躯干呈一条直线,这样的睡姿是患者的最佳体位。

5. 腰椎间盘突出症患者如何选枕头?

人们在长期处于卧位时,枕头就成为维持人体脊椎,尤其是颈椎和腰椎生理弯曲的主要工具。枕头不合适不但会引起落枕等颈部疾病,同时也会对腰椎造成影响。

腰椎间盘突出症患者在选择枕头时,其高度一般以压缩后与自己的拳头高度相当或略低为宜,长度以超过自己的肩宽 10~15 厘米为宜。枕头和颈部后面相接触的部位应最高,以维持颈部正常的生理弯曲,而与后枕部相接触的部位要低一些,软一些,以起辅助作用。

6. 腰椎间盘突出症患者应该怎样下床?

腰椎间盘突出症患者下床时由于腰部的活动,疼痛、麻木等症状可能会加重,下床时采取什么样的姿势才能避免腰椎过度活动呢?

1)仰卧位下床:首先患者佩戴腰围,将身体缓慢地向健侧侧卧,两侧膝关节半屈曲,用手撑住床板,用下方的肘关节将半屈的上身支起,然后再用手撑于床板,使身体离床,最后用拐杖、助步器等辅助工具支持站起行走。

2)俯卧位下床:首先患者佩戴腰围,俯卧,慢慢将双下肢平移至床边,先将双下肢落地,摆正身体后双手撑床板使上半身直立。当患者无法单独下床时,应在他人帮助下进行。

7. 腰椎间盘突出症患者为何使用腰围和支持带?

腰围种类繁多,总体而言分为两大类:运动防护以及医用。

运动防护:重视材料的弹性伸缩,同时更重视单一生理部位的保护,通常较窄,重点在于运动时既可活动自如同时又对关键部位提供发力的支撑。

医用:此时弹性伸缩性能并不重要,医用腰围主要提供确实的支撑,所以腰围材料内一定要有硬性的高弹性支撑条，而且要达到足够的宽度，覆盖整个腰骶部肌肉，紧紧裹住腰骶部，借助骨盆两侧髂骨的生理突起，使人站立时，腰围可以支撑部分体重，从而减少腰椎的负荷。

腰围和支持带对腰椎间盘突出症患者主要有以下作用：

1）限制腰椎的运动，使损伤的腰椎间盘可以得到充分休息，为患者机体恢复创造良好的条件。

2）使腰椎肌肉得到放松，松弛的姿势下，减轻腰椎周围韧带的负担，同时可缓解和改善腰椎椎间隙内的压力，这些对于腰椎间盘突出症患者的恢复起到了极大的帮助。

3）能使腰椎保持生理弯曲，可加强治疗的效果。

4）对于腰椎间盘突出症患者，保护腰部免遭再度损伤，腰围及支持带可作为一种劳动过程中的防护用具。

8. 腰椎间盘突出症患者使用腰围要注意什么？

腰椎间盘突出症患者使用腰围应注意以下几点：

1）腰围佩戴时间要根据病情适当掌握，一般使用时间以3~6周较为适宜，最长不超过3个月。在睡眠、休息时应摘下腰围，以免因腰围内部硬物压迫皮肤，导致压疮的发生，如在不痛或轻度疼痛时，可适当摘下腰围一段时间。

2）腰围的规格要与腰周径及自身的身高相适应，其上缘需达肋下缘，下缘至臀部。腰围后侧不宜过度前凸，要符合正常的生理弯曲，以平坦或略向前凸为宜。

3）佩戴腰围后仍要注意避免腰部过度的运动，一般以能完成日常生活及工作为度。

4）在使用腰围期间，应在医师指导下，逐渐进行腰背肌的功能锻炼，以防止或减轻腰部肌肉的萎缩。进行腰背肌功能锻炼还可防止神经根粘连的形成，有助于腰椎间盘突出症的康复。

9. 腰椎间盘突出症患者能怀孕吗？

腰椎间盘突出症早期，症状较轻，患者自己感觉无不适的症状，是可以怀孕的。但如果不及时进行治疗，到疾病晚期，加之怀孕会加重腰椎的负担，使症状加重，建议在决定怀孕前先慎重考虑，建议去正规医院就诊，及时治疗。

10. 腰椎间盘突出症手术后会影响生育能力吗?

腰椎间盘突出症手术治疗不会影响到生育能力，因为病变和手术的部位与人的生殖器官的部位距离较远，二者没有直接的关系。只有极少数经前路手术治疗的腰椎间盘突出症患者，可能会出现性功能障碍。虽然由于妊娠期孕妇腹内胎儿的原因导致腰椎前屈曲度增大、负重增加，可引起腰部不适、疼痛，但这种疼痛与人的生殖能力没有关联。所以处于育龄期的患者一旦被医师诊断确定需要手术治疗时，不必对此存在担心和顾虑。

11. 腰椎间盘突出症为何易光顾产后女性?

腰椎间盘突出症一般不会发生在产后的女性中，但近些年来常常有报道称，产后女性也时常被腰椎间盘突出症困扰，这到底是为什么呢?

大家都知道，女性在怀孕期间，尤其是怀孕后期，由于胎儿逐渐增大，导致怀孕期间妇女的腰椎过度前凸，并长期保持这种姿势，从而增加了孕妇腰部的负担，因此留下患腰椎间盘突出症的隐患。

孕期辛苦，产后更加不轻松。由于女性在产后，内分泌系统仍需要一段时间的恢复，所以刚生完宝宝的女性，骨关节及韧带、肌肉都较松弛，而对腰椎的约束及坚固力量也相对较弱，容易引发腰椎间盘突出症。

除此之外，许多产后女性多以养为主，卧床时间过长，缺乏运动，多数会出现体重增加，而导致腹部肥胖，这些都会使腰部肌肉负担增大，从而增加了腰椎间盘突出症的发生率。

故在此提醒我们的产后女性，一定要注意合理饮食、多进行产后的功能恢复锻炼，避免腰椎间盘突出症的发生。

12. 腰椎间盘突出症患者的正确行姿是怎样的?

行走应是一种有节律性、自然的、轻松不费力的活动。人在行走时有四肢、骨盆、腰椎等部位的参与。行走中腰椎应保持中立位，不然就会导致腰部负担过重失去稳定性，增加对椎间盘的压力。腰椎间盘突出患者正确的行走姿势应是头处于正位，双目平视，下颌微收，挺胸收腹，臀部肌肉用力，全身的重量落在双脚的姆指上，伸直下肢迈步时摆幅要稍大一点，双上肢同时一前一后地自然摆动；行走时速度要适中，每一步的行走间距要保持基本一致。

13. 腰椎间盘突出症患者外出时要注意什么？

当然，一般情况下腰椎间盘突出症的患者在病情发作期间是不建议外出的，如果必须外出时，应当对自己脆弱的腰椎充分加以保护，避免病情的加重。腰椎间盘突出症患者外出时应当佩戴腰部支具，这样可以加强对腰部的保护和支撑作用，可有效地避免腰部再次扭伤。在秋冬两季外出期间，注意保暖、防寒、防潮，尤其应当注意腰背部及下肢的保暖。坐车时应避免颠簸和长时间固定于某种姿势，这些都可以导致腰背肌出现疲劳而加重腰腿痛症状，要注意经常调整身体的姿势，适当时候，站起来活动活动腰部，每隔一段时间都应进行腰背肌的前屈、后伸、旋转运动，防止肌肉持续某一姿势后的劳损、痉挛。同时患者必须提高对疾病复发或加重的警惕性，如在外出期间出现腰部有不适感或症状明显加重时，应及时到当地医院进行诊治。

14. 吸烟与腰椎间盘突出有关吗？

相关研究表明，长期吸烟者的腰椎间盘退变的程度要明显超过非吸烟者，而吸烟人群的腰椎间盘突出的发生率也要高于非吸烟者。这主要是因为烟中的一些成分如尼古丁等可以影响各种营养和代谢物质在血液中的运输，加上椎间盘本身营养血供差，导致椎间盘内营养物质供应的减少。长期处于这样的状态必然会导致局部细胞功能的下降和加速椎间盘的退变，加之一定外力的作用便更容易发生腰椎间盘突出。因此，对于腰椎间盘突出的患者来说，戒烟对于疾病的康复和预防复发是非常有帮助的。

15. 腰椎间盘突出症患者如何过性生活？

中、重度腰椎间盘突出症患者，尽量少过性生活，如果欲望强烈，则患者宜采取下位的性交体位，这样可以最大限度地减少腰部强烈旋转弯曲。

轻度腰椎间盘突出症的患者，性生活时最好也采用下位性交体位，倘若采用上位性交体位的话，要注意性交动作的稳当与和顺性，不要过于剧烈，也不要发生强烈的腰部旋转与弯曲。

有本病的患者，每次性生活前后要做适当的腰部按摩，自己用手在腰部两侧上下方向快速按摩 1~2 分钟，可缓解因性生活而加重的腰痛症状。

如果进行手术治疗，术后不采用石膏固定者，2 周后即可起床行走，但恢复性生活至少应在 2~3 个月以后；若术后做石膏固定者，固定时间 4 个月，同样在拆除石膏后 2~3 个月才能恢复性生活。

腰椎间盘突出症微创手术 10 问

1. 腰椎间盘突出症的微创治疗包括哪些方法？

1）化学性方法，如经皮髓核胶原酶溶解术、经皮腰椎间盘臭氧消融术。

2）物理性方法，如经皮激光椎间盘汽化减压术、经皮射频髓核成形术、经皮腰椎间盘等离子消融术。

3）直视下微创手术，如椎间孔内镜下椎间盘摘除术，这种手术方式是在前两种手术方式的基础上，增加了手术内镜系统，医师可在内镜监视下，识别并切除椎间盘解除压迫；术中持续生理盐水冲洗可清除椎间盘内毒性代谢产物、致痛和炎性介质。

2. 经皮髓核胶原酶溶解术的原理是什么？

胶原酶的化学名为胶原蛋白水解酶（Collagenase），它能在生理 pH 和温度条件下特异性地水解天然胶原蛋白的三维螺旋结构，而不损伤其他蛋白质和组织。胶原酶的化学本质是一种蛋白质，因此，这对温度、pH 和导致蛋白质变性的各种因素均非常敏感，极易受到外界条件的影响而改变其本身的构象和性质。胶原酶按其存在的方式不同可分为人体内源性胶原酶和药用胶原酶两种。人体内源性胶原酶是指人体内部本身所具有的胶原酶，如牙龈等上皮组织和关节滑膜、椎间盘内都不同程度地存在着这种胶原酶，它在体内胶原蛋白的分解过程中发挥着不可或缺的作用。药用胶原酶是指利用生物制药的高科技手段从溶组织梭状芽孢杆菌的发酵液中提取、纯化并精制而得的白色或类白色无菌冻干粉针生物制剂。

现代医学研究表明，腰椎间盘突出的髓核的主要成分为胶原蛋白，所以临床上在大型 X 线电视系统或 CT 等的监控下，将胶原酶准确地注射到腰椎间盘突出的部位，将突出的腰椎间盘髓核溶解成人体可以吸收的氨基酸类物质，从而彻底解除其对神经根的压迫和刺激所造成的腰腿痛症状，使患者恢复正常的工作和生活，达到与手术摘除腰椎间盘同样的效果。

3. 经皮髓核胶原酶溶解术的副作用是什么？

1）误入蛛网膜下隙引起剧烈头疼甚至截瘫；

2）过敏性休克；

3）术后疼痛；

4）尿潴留和肠麻痹；

5）神经损伤。

4. 经皮腰椎间盘臭氧消融术的原理是什么？

臭氧（O_3）是由氧分子携带一个氧原子组成，性质不稳定呈暂存状态，在携带的氧原子除氧化用掉后，组合为氧气（O_2）进入稳定状态。臭氧具有不稳定特性和很强的氧化能力。在常温常态下，臭氧的半衰期为 20~30 分钟。与氧气相比臭氧比重大，呈淡蓝色，易溶于水，臭氧具有特殊的刺激性气味，在浓度很低时呈现新鲜气味。臭氧作用:臭氧可以特异性地氧化或"燃烧"髓核结构、收敛和固化液状髓核，消除髓核的化学刺激性和免疫源性，同时由于臭氧具有消炎和镇痛作用，注射到神经根周围后患者的神经根性疼痛可以得到立刻缓解。

5. 经皮腰椎间盘臭氧消融术有什么副作用？

副作用很少，偶有术后败血症、脑血管气栓、注射后头痛。

6. 低温等离子髓核消融术的原理是什么？

等离子刀头形成射频电场，在电极前产生等离子体薄层，使离子获得足够动能，打断髓核的有机分子键从而汽化部分髓核组织。工作温度在 40℃ 不引起周围正常组织的不可逆损伤。然后利用精确加温技术加温到 70℃，既确保髓核内的胶原蛋白分子收缩，又能保持髓核细胞的活力，椎间盘内压降低，减轻对周围神经根、脊髓及血管等组织的压迫。

7. 经皮椎间盘旋切术的原理是什么？

通过对椎间盘髓核直接切吸，使压迫外层纤维环的髓核组织减少或消除，突出的髓核组织及外层纤维组织和后纵韧带随之回缩还纳，从而减轻或解除了对神经根的压迫，达到治疗的目的。

8. 腰椎间盘突出症射频热凝治疗的原理是什么？

射频电流是一种频率在 100 kHz~30GHz 的高频交流电。利用射频电极在椎间盘内形成射频电场，在一定范围内发挥作用。

射频能量产生 86~94℃的高热温度，汽化部分椎间盘髓核组织，使椎间盘髓核体积缩小，达到减压目的；可使局部温度在短时间内增高，从而改善局部循环，使因疼痛而引起的肌肉痉挛得以缓解和改善。

热凝效应还有利于炎症因子、致痛因子、窦椎神经灭活和水肿的消除。治疗过程中温度、时间、范围的可控性强，误差小，可以有效避免神经根的热损伤，使治疗的风险大为降低。

9. 经皮激光椎间盘汽化减压术的原理是什么？

在 C 形臂 X 线或 CT 的引导下，用 16G 或 18G 穿刺针刺入病变的颈（腰）椎间盘，通过穿刺针导入 200~800 微米的光纤，利用激光的能量使病变的髓核内空洞化，降低椎间盘内的压力，缓解和消除对神经的压迫，同时改善椎基底动脉的血液供应，达到治疗椎间盘突出症的微创治疗目的。

10. 椎间孔内镜下椎间盘摘除术的工作原理是什么？

椎间孔内镜通过在椎间孔安全三角区、椎间盘纤维环之外，彻底清除突出或脱垂的髓核和增生的骨质来解除对神经根的压力，消除由于对神经压迫造成的疼痛，其手术方法是通过特殊设计的椎间孔内镜和相应的配套脊柱微创手术器械、成像和图像处理系统等共同组成的一个脊柱微创手术系统。在彻底切除突出或脱垂髓核的同时，清除骨质增生，治疗椎管狭窄，使用射频技术修补破损的纤维环等。

病例提问

1. 治疗完腰椎间盘突出症后，"前列腺炎"也好了?

30岁的刘先生，腰痛伴左下肢放射痛半年余，在叙述病史过程中他提到伴随症状有会阴区疼痛、麻木，大小便无力感，实际上因为这个症状他看过很多医师，医师都诊断为前列腺炎，可是吃药打针都没有明显缓解。在外院CT检查示腰4~腰5，腰5~骶1椎间盘突出，入院后的腰椎MRI检查结果如下:

考虑患者所谓的"前列腺炎"症状可能与突出的椎间盘压迫到马尾神经有很大关系。入院后行椎间孔内镜腰椎间盘突出摘除术，术后患者发现会阴区的疼痛、麻木缓解80%以上，大便无力感觉也明显好转。

腰椎间盘突出症与男科疾病的关系

腰椎间盘突出是男性常见病、多发病，尤以青壮年男性多发，占70%以上。长期以来，人们对腰椎间盘压迫腰骶神经根造成的腰腿疼，相对熟悉，了解得较多，然而对于腰椎间盘突出，尤其是中央型腰椎间盘突出压迫其后方的硬脊膜和（或）马尾神经造成的男科问题，却没有引起足够的重视。有些男科临床医师，常常把腰椎间盘突出惹的祸，转嫁给诸如前列腺、精索静脉曲张、"肾虚"等，由于诊断和治疗的根本性错误给男性患者造成了巨大的心理和经济负担。

中央型腰椎间盘突出症（CLIDH），髓核及变性的椎间盘组织从后中央或偏中央向后突出，压迫硬脊膜、马尾神经或神经根，引起（男科）临床症状与体征，主要临床表现有以下方面。

1）性功能障碍:以早泄为主，腰椎间盘突出压迫硬脊膜，影响脑脊液循环，导致马尾神经功能受损，由于马尾神经是射精反射弧的组成部分，从而造成男性性功能障碍，主要表现为早泄，也可表现为勃起、不射精、滑精、频繁梦遗等。

2）排尿、排便功能障碍:人体腰平面以下的运动、感觉和各项功能的正常发挥皆与腰椎发出的神经密切相关，绝大多数中央型腰椎间盘突出症的患者，可伴有排尿、排便功能障碍，如尿频、尿急、尿淋漓不尽甚至失禁，大便可表现为便意频繁、便秘、排便失控等。

3）会阴区、腹股沟胀闷不适、疼痛:低位椎间盘突出症（腰4~骶1）可引起腹股沟或会阴区疼痛、胀闷不适；高位腰椎间盘突出症时，突出的椎间盘可压迫腰1、2、3神经根，导致其支配区域的下腹部、腹股沟区痛，这种疼痛多为牵掣痛。

4）下肢感觉、运动异常：可不表现为下肢疼痛，而仅表现为下肢软弱无力、下肢麻木或其他感觉异常，麻痛、针刺样痛或烧灼样痛，也可出现在腹股沟区、会阴区乃至睾丸。

2.青少年患了腰椎间盘突出症应该选择什么治疗方法？

18岁的小赵，是一名现役军人，因"腰痛伴左下肢放射痛1年余"来我院门诊就诊，据其父母讲因为作为一名军人，每天训练负担都比较重，1年多前孩子开始抱怨腰部疼痛不适，开始都没有引起太多重视，以为是训练劳累所致，休息休息就好了，直至出现左下肢放射痛，且疼痛逐渐加重，去当地医院检查，才知道孩子是患了腰椎间盘突出症。在医师的建议下，小赵尝试了卧床休息，推拿配合药物治疗以及功能锻炼等各种保守方法，均没有起到明显的作用。后来在我科住院后根据腰椎MRI结果（腰4~腰5椎间盘突出），考虑到突出物较大，患者症状明显，保守治疗均失败的情况下，给出了椎间孔内镜下腰椎间盘突出摘除术的微创治疗方案，术后患者腰腿疼痛症状完全消失。目前对青少年腰椎间盘突出症的治疗方法，保守治疗是首选并且是必须考虑的一种治疗措施，但对于手术指征明确的患者，应当尽早手术治疗，而手术选择已公认微创手术为首选。

腰椎间盘突出症非手术治疗方法很多，包括药物、推拿按摩、腰椎牵引、局部制动和腰背肌锻炼等。经治疗大多数早期症状较轻的青少年腰椎间盘突出症可获得满意疗效。

手术治疗：开放和固定融合手术创伤大、费用高，应严格掌握其适应证；射频消融及椎间孔内镜等微创技术治疗具有创伤小的优势，是治疗青少年腰椎间盘突出症手术治疗的常用方法。

经皮椎间孔内镜下椎间盘摘除术是目前治疗青少年腰椎间盘突出症的最佳术式。该方法优点有：

1）后外侧经椎间孔或经椎板间入路不破坏椎管骨性结构；

2）局麻下患者清醒状态下操作，避免神经损伤；

3）针对突出组织进行治疗，不需要切除骨性结构及韧带，保证了脊柱的稳定性；

4）患者可早期进行抬腿、下床活动和腰背肌锻炼；

5）相对于开放式手术具有较低的手术费用。

3. 已经确诊属于钙化型腰椎间盘突出症，对治疗有什么影响吗？

首先我们应该知道钙化型腰椎间盘突出症具有病程长、症状明显、神经损害重等临床特点，甚至有些患者突出类型为脱出或游离型，症状已相当严重，但仍拒绝接受手术疗法，最终当各种保守疗法都较难奏效时被迫住院手术治疗，这其中相当数量的患者被诊断为钙化型腰椎间盘突出症。

在以往的观点中多认为这类腰椎间盘突出症状严重，保守治疗无效，必须手术治疗。手术多是采用扩大开窗、半椎板或全椎板切除等术式，术后至少卧床 1 个月才能开始逐步下床活动。随着医学水平的不断进步，医疗设备的不断更新，现在用的椎间孔内镜微创技术已可以达到开刀手术的效果，术后 3 小时患者就可以下床活动，生活完全可以自理。以下是一例较大腰椎间盘突出伴钙化的病例介绍。

患者男，45 岁，因腰痛伴右下肢放射痛 2 个月来就诊。实际上，近 5 年来患者一直有间断发作的腰腿疼痛症状，但是每次发作基本都是休息一下就能缓解。虽然曾经做过检查，医师告诉他是腰椎间盘突出症，但是一直也没有进行系统正规治疗。最近两个月疼痛明显加重，且理疗、按摩等保守治疗后没有明显缓解。来医院就诊，行腰椎 CT 检查发现突出物大且伴明显钙化，从片子上我们可以看出，腰 5~ 骶 1 椎间盘突出，突出物变性，钙化程度大，CT 值与骨质等同，几乎成骨性结节。

又行腰椎 MRI 检查，可以清楚地看到腰椎间盘突出的大小。

对于钙化型腰椎间盘突出症，且突出物又大，保守治疗效果一般来说不理想，手术是可行的治疗方法，鉴于患者积极要求微创手术治疗方法，我们为其制定了椎间孔内镜下椎间盘摘除术＋椎管扩大成形术＋神经根粘连松解术的手术方案。

术后医师一再叮嘱患者，要注意休息，避免劳累、负重，休养时间适当延长一些，1 个月内一定要佩戴腰围。随访 3 个月时，患者腰腿疼痛的症状已经完全消失，而且以前下肢酸胀、麻木无力的感觉也基本消失。

通过以上病例我们可以看出，腰椎间盘突出症一旦确诊，越早治疗效果越好，发生突出钙化后治疗起来有一定难度，目前的椎间孔内镜技术可以达到治愈目的，术后恢复快，不影响工作和生活。

4. 腰腿痛除了与腰椎间盘突出症有关，还应该警惕哪些疾病？

今年 76 岁的王大爷，多年前曾行结肠癌根治术，术后身体恢复很好，最近一段时间突然出现腰痛伴右下肢放射痛，活动走路后疼痛剧烈，夜间疼痛显著，但是一向熟读医学科普书刊的王大爷，对照一下症状，感觉自己肯定是由腰椎间盘突出引起的，想想年纪也大了，患这种病也很正常，他就没有麻烦儿女，自己在家里做做理疗，出门找人给推拿按摩。结果病情是越来越重，最后疼得几乎连床都下不了，在孩子们的一再坚持下才来医院就诊，结果发现是肿瘤复发，且转移到腰椎椎体上压迫到了支配下肢的神经，所以才有了以上的腰腿疼痛症状。

根据腰椎间盘突出症的易发因素我们可以知道，腰椎间盘突出症好发于青壮年，如果超过 50 岁，甚至 60 岁（当然以往常有腰腿痛的情形应当除外），诊断时就应当谨慎对待，还应该考虑与症状有关的其他多种疾病。绝大多数患者有腰痛伴单侧或双侧下肢至膝以下的放射痛、麻木，但如果仅腰痛无腿痛或仅伴臀部或大腿后方痛者，则多不属此症；仅腿痛无腰痛，也可能是腰椎间盘突出症。然而，其他病变如肿瘤、炎症波及神经根也会有腰腿痛，却不一定是腰椎间盘突出症所引起。

5. "腰腿痛不算病，腰腿痛治不好"的老观念对吗？

78 岁的蔡老是一位退休干部，老人家爱好书法绘画，晚年生活过得舒适惬意，每天都要在书桌前挥毫泼墨一番，除了有腰腿疼痛的老毛病，身体一向无大碍，在他本人的观念里也一直认为腰腿疼痛的老毛病是不可能彻底治好了，反正累了就犯几次，休息一下也能缓解，疼起来也多数能忍受，基本上也就不算病吧，可是这次已经有半个月了，腰痛加上两条腿疼起来怎么也不缓解，针灸，推拿，拔罐，最后镇痛药也大把地吃，就是不管用。最后几乎在儿子的胁迫下，老人才来到了医院，医师查体时发现患者疼痛难忍，只能在床上弯曲腰强迫体位，双腿略一抬就剧烈疼痛，双侧下肢感觉减退，踇趾肌力均下降，右侧重，结合腰椎 MRI 检查，最终找到了这个致病的"元凶"——腰 4~腰 5 椎间盘突出。

根据患者病情及年龄，结合腰椎间盘突出程度，最终于 2012 年 5 月给其实施了腰椎间盘射频消融术，术后腰腿疼痛完全消失，现在蔡老每日绘画，写字，又过上了充实美好的晚年生活。

据统计，约有 95% 的人一生中有过腰腿痛的经历。引起腰腿痛的疾病几乎可以涉及全身所有系统。有些腰腿痛的原发疾病治愈后，疼痛也随之消失，也有一些不治自愈。有些患者便因此认为腰腿痛不算病。事实上，腰椎间盘突出症引起的腰腿痛不仅算病，而且必须引起高度重视。因为这种病不仅可以引起腰腿痛，而且还会引起下肢麻木、冷凉、无力，甚至瘫痪和大、小便障碍，严重影响生活质量。

腰椎间盘突出症的特点是易复发，尤其是神经功能障碍者，修复过程较长。因此，有的患者，甚至有的非专业医师也认为腰椎间盘突出症治不好。其实腰椎间盘突出症治疗的总体效果非常好。所谓治不好原因有两个：一是选择方法不当；二是没有坚持治疗。选择正规的医疗机构和专业的医师是治疗的关键。

6. 保守又保不住，对创伤大的开刀手术又有所顾忌，怎么办？

腰椎间盘突出症不是肿瘤性病变，肿瘤性病变才追求彻底治疗和一步到位的治疗。治疗方法的选择上，第一是阶梯治疗原则，就是根据不同年龄、突出和退变的不同程度，选择相应的方法进行治疗。第二是微创原则，就是在不影响疗效的前提下，尽量使用创伤最小方法的原则。

目前常用的有微创射频靶点消融术、经皮腰椎间盘等离子消融术、椎间孔内镜下椎间盘摘除术。

85 岁的王大爷就是椎间孔内镜技术的受益人之一，让我们来听听他的故事吧：

王大爷是一位离休老干部，因"腰痛伴右下肢放射痛 8 个月余，加重 1 个月"入院，王大爷子女孝顺，儿孙满堂，但是平素身体体质一向较差，有高血压、冠心病，糖尿病多年的病史，十余年前还曾经行腰 5~骶 1 椎间盘摘除术。入院后行腰椎 MRI 检查发现腰 3~腰 4 椎间盘巨大脱出，几乎超越腰 4 椎体下缘，接近下一椎间隙。

患者被他人用平车推入病房，自诉不能下床活动，右下肢无力。查体中医师发现，右下肢肌力明显降低，感觉减退。请骨科医师会诊后，考虑患者年龄大，合并基础疾病多，身体素质较差，且有过腰椎手术史，术中风险大大增加，而且术后卧床恢复也是一个漫长的过程，容易引发其他并发症。经综合考虑给患者实施了椎间孔内镜下椎间盘摘除术。手术非常成功，术中在可视化操作下，顺利地取出脱落下来的整个椎间盘组织。患者术后第二天就正常下床活动走路了。

如果说王大爷是没有选择的情况下选择了椎间孔内镜手术的话，那么40岁的张先生，则是在权衡利弊下，自己选择了这种手术方式。

张先生自己是一位临床医师，以前就有腰椎间盘突出症病史，一直不是很严重，就没有特别注意，最后一次因突发腰痛伴右下肢放射痛2天住院，行腰椎 MRI 示腰 4~ 腰 5 椎间盘突出。

由于突出物巨大，骨科医师建议行开刀手术摘除。但是考虑到开刀手术的创伤性比较大，恢复时间比较长，最后张先生选择了微创手术治疗。由于突出大，通常的腰椎间盘射频消融术已经不能达到治疗的效果，就进行了腰椎间孔内镜下腰椎间盘摘除术。术后不到一周患者就可以正常上班了。

7. 推拿之于腰椎间盘突出症——"想说爱你不容易"

腰椎间盘突出症的保守疗法中以推拿为主，疗效确实满意，特别是急性发作期，身体抗病能力强，组织无粘连，效果更佳。归纳其作用如下：

1）手法外力的直接作用，对椎间盘回纳有极大的促进作用。

2）手法的作用减小了肌肉韧带的张力，随之也减小了椎间盘内部压力，为髓核回纳创造了良好条件。

3）手法作用加强了血液循环，改善了新陈代谢，有利于炎症的消散，有利于废物的排泄，有利于损伤纤维环的吸附。

4）强力直腿抬高，可防止和解除神经根粘连，为椎间盘复位创造条件。

5）手法作用，能改善神经功能，加强血液循环，因此能减轻或消除神经疼痛和麻木，有效地防止肌肉萎缩。

6）牵引加大了椎间盘外压力，减小了椎间盘内压力。

但是需要强调的是，以上的正向作用前提是要有专业的推拿师运用正确的推拿手法进行。目前各种推拿按摩盛行，水平参差不齐，不考虑患者实际情况，不看检查结果，蛮力推拿，结果导致小的椎间盘突出变成大的，大的变成脱出，甚至造成事故发生的情况也存在。所以选择推拿是——爱你不容易啊。

　　40 岁的董先生就是腰腿疼痛后在不正规的推拿场所，推拿 2 次后感觉疼痛明显加重，而且伴有下肢肌力明显下降，急来医院后行腰椎 MRI 检查显示腰 5~骶 1 椎间盘突出，给予行椎间孔内镜下椎间盘摘除后，患者症状立刻缓解，术后第 3 天就出院上班了，随访 3 个月后腰腿不适已完全消失，下肢肌力恢复正常。

参考文献

[1] 胡有谷.腰椎间盘突出症 [M].4 版.北京：人民卫生出版社，2011.

[2] CHO J Y, LEE S H, LEE H Y. Prevention of development of postoperative dysesthesia in transforaminal percutaneous endoscopic lumbar discectomy for intracanalicular lumbar disc herniation: Floating retraction technique[J]. Minimally invasive neurosurgery: MIN, 2011(5/6): 214−218.

[3] AHN Y, LEE S H. Postoperative spondylodiscitis following transforaminal percutaneous endoscopic lumbar discectomy: Clinical characteristics and preventive strategies[J]. British journal of neurosurgery, 2012, 4（4）: 482−486.

[4] 郭伟，赵平，周卫，等.腰椎间盘突出症手法治疗前后症状学评分与 MRI 指标相关性研究 [J].中国骨伤，2010（1）：17−19.

[5] 王英，曾德敏，谢平.脉冲射频联合臭氧注射治疗腰脊神经后支痛的临床疗效研究 [J].中国疼痛医学杂志，2017，23（9）：699−701.

[6] 周跃，李长青，王建，等.椎间孔镜 YESS 与 TESSYS 技术治疗腰椎间盘突出症 [J].中华骨科杂志，2010（3）：225−231.

[7] 黄晓丽，吴蓓茸，郑彬彬.临床护理路径在腰椎间盘突出症微创手术中的应用 [J].中国疼痛医学杂志，2013（9）：565−567.

[8] 王蕊，于洋，陈付强.脊髓电刺激治疗带状疱疹后神经痛疗效的临床研究 [J].中国疼痛医学杂志，2017，23（8）：565−567.

[9] 武占红，王鹏，祁志敏，等.中西医结合治疗腰椎间盘突出症 [J].长春中医药大学学报，2016（1）：120−122.

[10] 闵亚青，赵平.老年腰椎间盘突出症的临床诊治 [J].空军医学杂志，2016（5）：354−357.

[11] 陈祖平，董森，李辉，等.中医外治综合疗法治疗腰椎间盘突出症 1200 例疗效观察 [J].中医杂志，2015（13）：1128−1130.

[12] 王伟宁，陈晓彤，陈付强.氢吗啡酮鞘内自控镇痛治疗难治性癌痛的临床研究 [J].中国疼痛医学杂志，2017，23（8）：565−567.